SANTA ANA PUBLIC LIBRARY
D0828358

Menús CONSCIENTES

Si este libro le ha interesado y desea que lo mantengamos informado de nuestras publicaciones, puede escribirnos a comunicacion@editorialsirio.com, o bien registrarse en nuestra página web: www.editorialsirio.com

Diseño de portada: Editorial Sirio, S. A.
Foto de la portada: Pascual Laza

EDITORIAL SIRIO, S.A.
C/ Rosa de los Vientos, 64
Pol. Ind. El Viso
29006-Málaga
España

NIRVANA LIBROS S.A. DE C.V.
Camino a Minas, 501
Bodega nº 8,
Col. Lomas de Becerra
Del.: Alvaro Obregón
México D.F., 01280

ED. SIRIO ARGENTINA
C/ Paracas 59
1275- Capital Federal
Buenos Aires
(Argentina)

www.editorialsirio.com
sirio@editorialsirio.com

I.S.B.N.: 978-84-16233-12-0
Depósito Legal: MA-482-2015

Impreso en Imagraf Impresores, S. A.
c/ Nabucco, 14 D - Pol. Alameda
29006 - Málaga

Impreso en España

SUZANNE POWELL

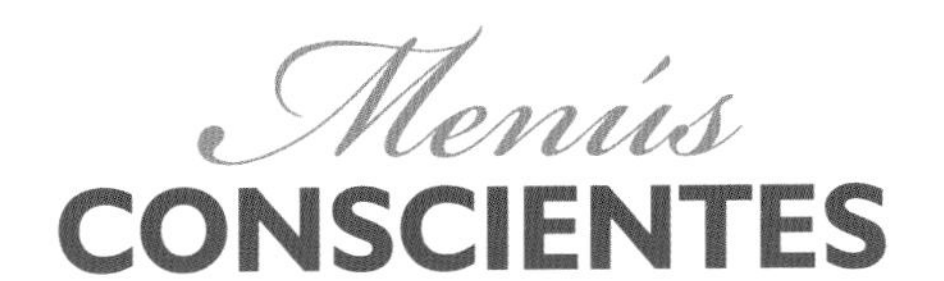

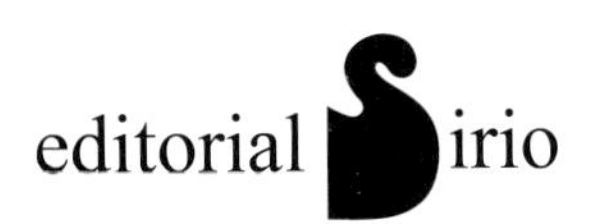

Dedico este libro a Cristina, amiga, compañera del camino, siempre dispuesta a ayudar en todo. Gracias por estar presente; aunque sea en la distancia, siempre estás cerca en mi corazón.

PRÓLOGO

La primera vez que vi a Suzanne eran las siete de la tarde de un miércoles invernal. Faltaban pocos minutos para que empezase mi habitual conferencia semanal en el Centro Clínico Naturista Escuela de Salud de Barcelona, y vino acompañada por uno de mis alumnos, asiduo a ellas. Las preguntas inteligentes que me hizo aquella inglesita rubia y de buen ver me sorprendieron gratamente... Después supe que no era inglesa, sino irlandesa y con carácter, como la protagonista de *El hombre tranquilo* (*The Quiet Man*, John Ford, 1952). Así comenzó una larga amistad alimentada por una pasión compartida: el estilo de vida higienista y la nutrición natural. Aunque, he de reconocerlo, aquel día y los que le siguieron no me imaginé en ningún momento que veintiocho años después esa linda irlandesa sería una de las más entusiastas –y con más éxito– difusoras de la Dieta Ams y de nuestro mensaje de salud.

Pero así ha sido, por suerte para todos los que la conocemos. Su alegría y entusiasmo se transmiten y nos demuestran que también podemos contagiarnos de las cosas buenas. No puedo dejar de felicitarla por su constante labor difusora y su lucha para que este tesoro de conocimientos llegue al máximo número posible de personas.

El único consejo que puedo darles a los lectores es que no se queden en la superficie y que profundicen. Este no es un libro «para expertos», sino para todos los que sinceramente desean iniciarse en la alimentación consciente. Suzanne les proporciona ejemplos muy sencillos de aplicar y fáciles de entender, precisamente lo que más necesita quien se inicia en este tipo de alimentación... pues de eso se trata: de ser conscientes de lo que comemos.

No os preocupéis si no lo sabéis o no lo entendéis todo al principio, simplemente hacedlo todo lo mejor que podáis y pronto la misma experiencia adquirida os dará la mayor parte de las respuestas y, sobre todo, la seguridad de que estáis en el buen camino. Y no dejéis de estudiar... ¡Suzanne y yo seguimos haciéndolo y aprendiendo cosas nuevas todos los días!

Dr. Marc Ams N. D.
Barcelona, julio de 2014

INTRODUCCIÓN

Después del anterior libro, *Alimentación consciente*, he sentido la necesidad de aportar una ayuda o más bien una guía que pueda simplificar a nivel práctico la preparación de los alimentos en el día a día. La respuesta de muchos lectores ante los cambios vividos tras la modificación de sus hábitos ha sido de enorme alegría, pero aun así me han pedido un libro práctico que puedan tener a mano y que les aporte ideas y estimule su imaginación, siempre siguiendo las reglas básicas de la dieta disociada. Con mucho cariño os ofrezco *Menús conscientes*.

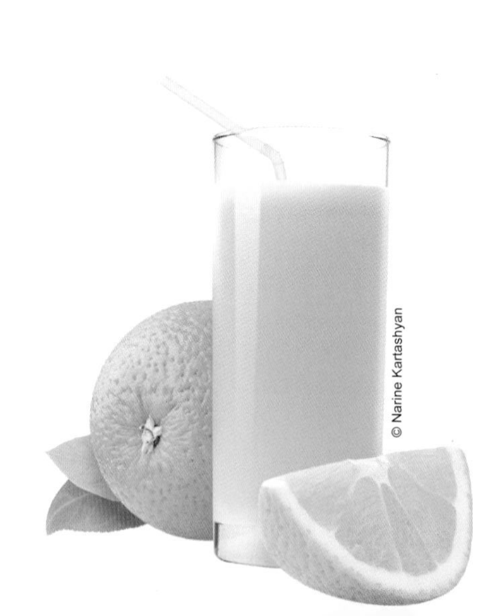

MENÚS CONSCIENTES

DESAYUNOS

«Des-ayunar» es romper un ayuno que ha durado toda la noche, por lo que el aparato digestivo debe ser despertado de forma suave y ligera. Lo que mejor le sienta al cuerpo es tomar algo líquido en forma de zumo de frutas, infusiones o fruta fresca de la temporada.

EMPEZANDO EL DÍA

- Tomar un zumo de frutas y esperar veinte o treinta minutos antes de comer nada más.
- Puedes beber infusiones o tés (por ejemplo té rojo, blanco, verde, bancha, mu, té de loto) usando agua embotellada, destilada o sometida al proceso de ósmosis inversa, pero jamás del grifo por la presencia de metales pesados y cal.

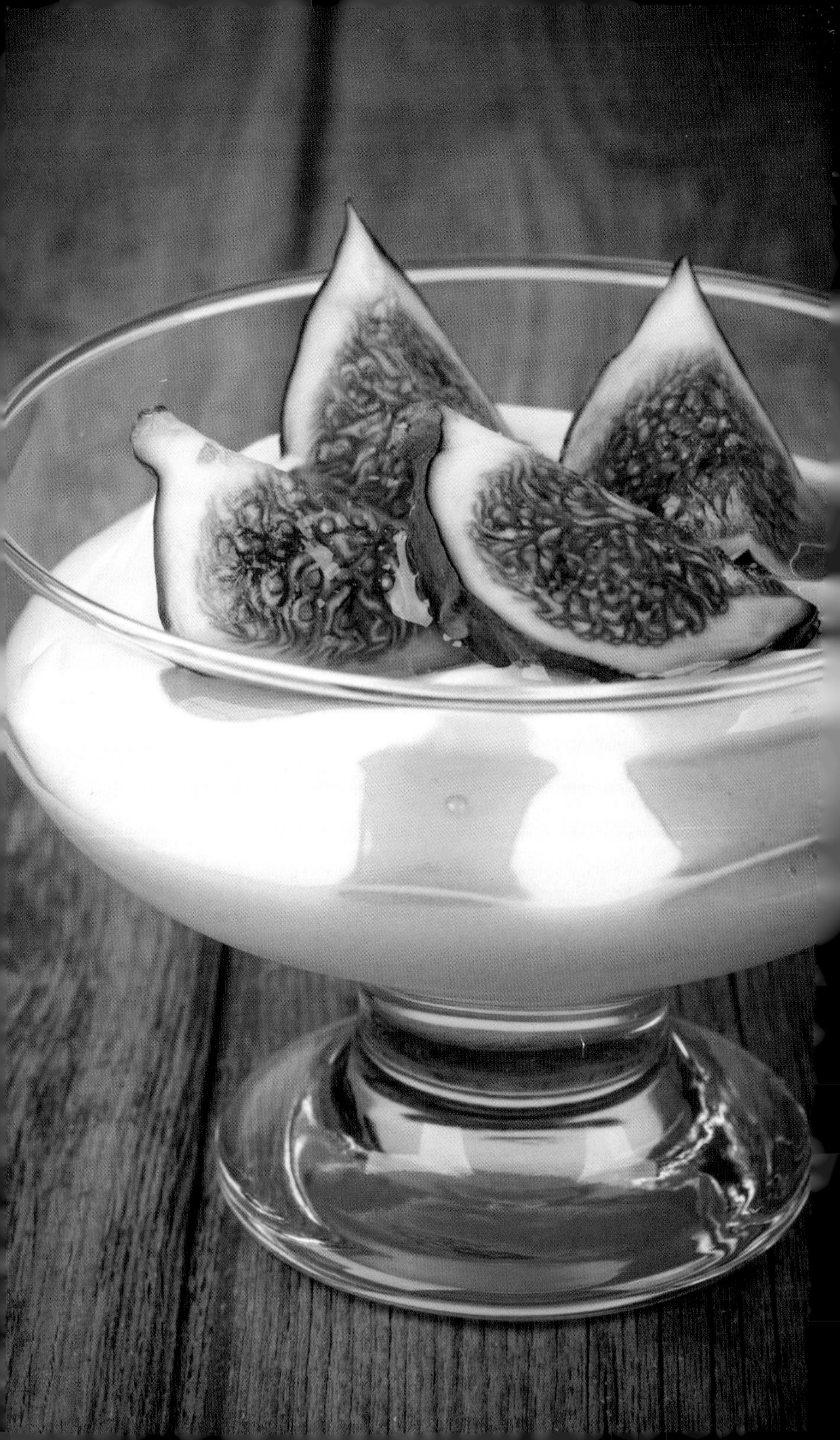

- También puedes optar por fruta de la estación, desde un cuarto de kilo hasta un kilo, pero siempre de una sola variedad o como máximo de dos o tres.
- Mezcla una manzana pelada y rallada, ralladura de la piel de un limón bio y zumo del limón, y añádele un poquito de miel biológica.

OPCIONES DULCES PARA EL DESAYUNO

Elige uno de los siguientes platos:

- Yogur natural endulzado con miel, panela, melaza de caña o solo ocasionalmente algún tipo de sirope como de ágave, arce o concentrado de manzana. Agrégale fruta de la estación bien troceada.
- Yogur con cereales tipo muesli, granola. Dos cucharadas soperas de cereales.
- Yogur con gofio de maíz/millo (una cucharada sopera) y melaza de caña. Añade seis dátiles troceados.
- Leche vegetal o yogur para acompañar galletas integrales, bizcocho casero o magdalenas.
- Leche vegetal con copos de cereales (maíz, arroz u otros). Polen o yogur natural.
- Tostadas de pan integral con mantequilla bio o aceite de coco (consulta en una tienda de productos naturales) y mermelada de frutas cuanto más natural mejor, o bien miel cruda. Un yogur natural.
- Copos finos de avena en yogur, leche vegetal o agua hervida (dos cucharadas soperas colmadas es una ración).

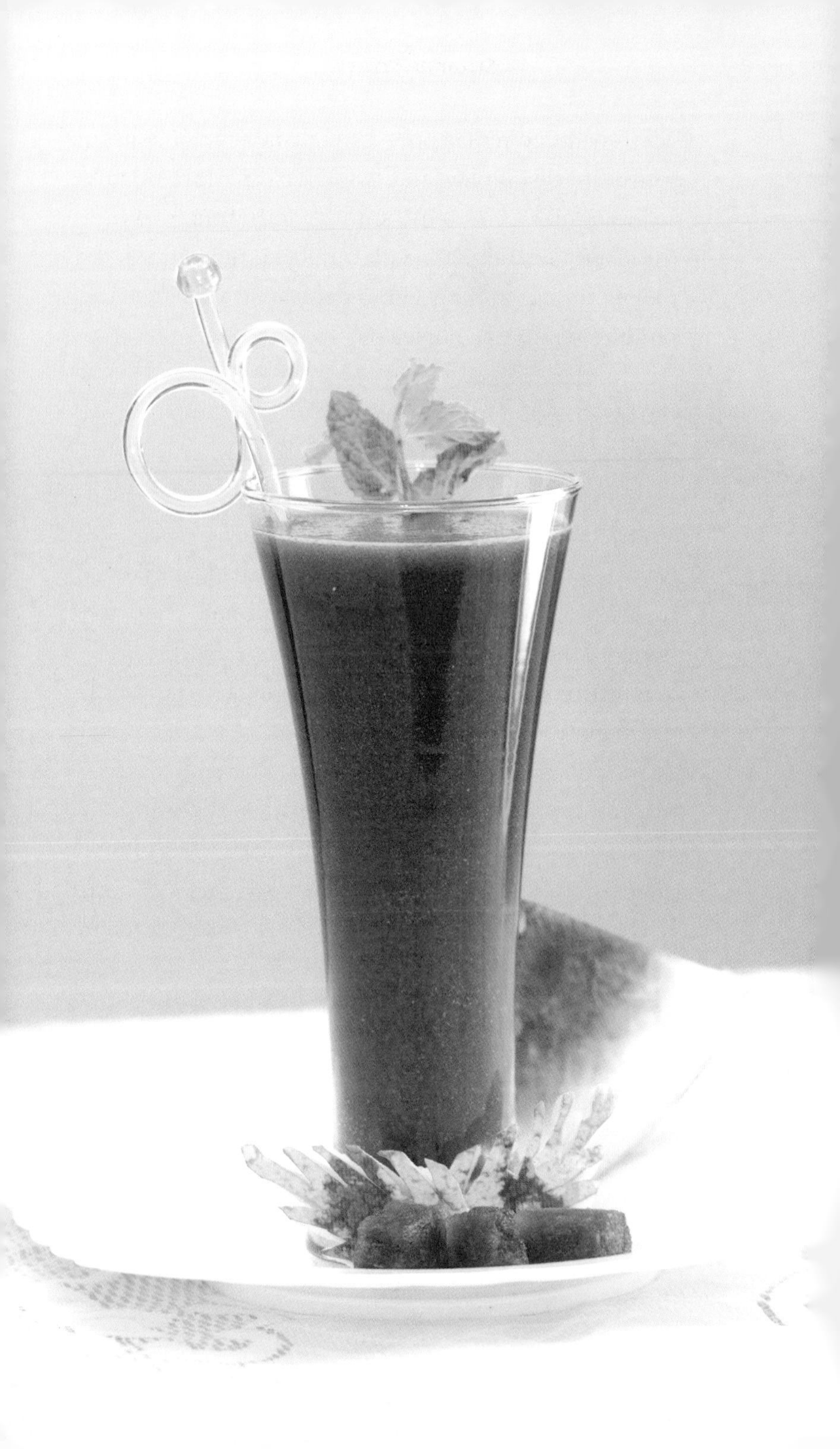

- Crema de avena (hierve los copos en agua) con un puñado de uvas pasas o dátiles cortados a trozos, todo ello endulzado, si te apetece, con miel. Luego toma una cucharada de polen de abejas ensalivando bien.
- Yogur con compota de manzana o pera.
- Yogur con plátano y manzana o pera, todo troceado.
- Leche de almendras con cereales inflados o galletas integrales.

Macedonia de naranja, fresa y sandía

- Zumo de naranja en un cuenco grande, pera y manzana troceadas a dados, uvas pasas o dátiles troceados, pan dextrinado en trozos. Se toma como una gran macedonia.
- En temporada de fresas, estas se pueden sumar a la mezcla. Es un plato exquisito.
- En temporada de sandía se sustituye el zumo de naranja por zumo de sandía.

Nuestro desayuno favorito, que mi hija Joanna llama «el pastís» (pastel en catalán) es el siguiente: pan dextrinado remojado en agua sola o agua endulzada con miel o en zumo de naranja si es temporada. El pan se hinchará como un bizcocho cuando haya absorbido totalmente el agua. Luego se vierte un yogur encima cubriendo las rebanadas y finalmente se añade mermelada de arándanos como última capa. Tiene el aspecto de un pastel. Es delicioso y quien lo pruebe, repite. Ideal para tomar con fruta abundante y a cualquier hora. A menudo, cuando vamos con prisas y decidimos comer fruta y pastís, se prepara todo en un momento.

OPCIONES SALADAS PARA EL DESAYUNO

Acompaña uno de los siguientes platos con pera, papaya o manzana:

- Crackers de centeno o de otros cereales integrales con tahín (pasta de sésamo) o puré de almendras.
- Tostadas de pan integral con aguacate o palta, tomate y aceite de oliva (medio aguacate es una ración).
- Pan dextrinado (lo encontrarás en tiendas de productos naturales) con tomate rallado, aceite de oliva y requesón, quark o queso fresco.
- Pan integral con mantequilla bio o aceite de oliva y lonchas de tomate con ajo picado.
- Pan con patés vegetales.
- Pan con tomate y aceite y embutido vegetal.
- Pan dextrinado con aceite de oliva y huevos revueltos, o pasados por agua

TENTEMPIÉS PARA MEDIA MAÑANA O MEDIA TARDE

- Fruta al gusto.
- Zumos naturales.
- Fruta desecada (dátiles, ciruelas, uvas pasas, orejones...).
- Frutos secos (un puñado de almendras, avellanas, nueces, piñones...).
- Galletas integrales con manzana.
- Yogur natural o kéfir con un poco de miel biológica.

- Semillas: un puñado de semillas de calabaza o girasol, sin sal.
- Barritas de cereales naturales.
- Leche vegetal con galletas o crackers de centeno o de otros cereales integrales untados con crema de algarroba o cacao.
- Plátanos.
- Pan tostado con mantequilla bio o aceite de coco, de oliva o sésamo/ajonjolí.
- Leche vegetal con algarroba en polvo.
- Crackers de cereales con crema de algarroba, avellana y sirope.
- Crackers de cereales o pan con tahín untado, y manzanas.
- Flan bio o natillas caseras.
- Té verde sin endulzar para acompañar cualquier tentempié extradulce (chocolate, galletas, bombones...).
- Leche de avena con achicoria (Yannoh), que sustituye al café con leche.

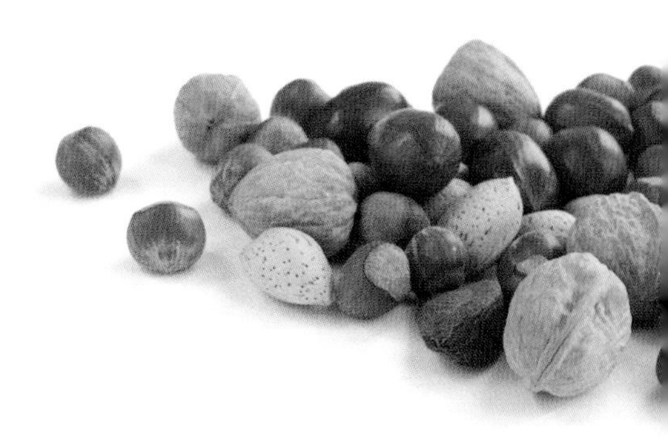

Si vas a tomar un capricho como un HELADO, mejor que sea fuera de las comidas y si puede ser con algo que contenga fibra, galletas integrales por ejemplo, y sobre todo recuerda limpiar el organismo haciendo un almuerzo o cena ligeros a posteriori, por supuesto una vez digerido el capricho. Cuanto más limpio el organismo, menos te van a apetecer esos caprichos cargados de azúcar, pero si estás sano, ¡date el gusto de vez en cuando!

Date una vuelta por una tienda de productos naturales para descubrir muchos más tentempiés saludables y listos para tomar y que sirven para sustituir los comestibles no tan saludables cargados de azúcar industrial.

MENÚS PARA MEDIODÍA

Los menús para la hora del almuerzo deben contener alimentos crudos, vegetales y generalmente algún carbohidrato, con excepción de algunos menús con proteínas que menciono más adelante. Si se suele tomar postre, sería preferible que fuera manzana, pera o papaya, o bien yogur natural sin endulzar o solo con un poco de miel cruda.

Si vas a comer patatas o algún cereal, recuerda no añadir nada de ácido para aliñar la ensalada, por lo que en esa comida deberás prescindir del vinagre, el limón y los encurtidos.

En el caso de que elijas una ensalada con proteína (aguacate, quinoa, huevo, champiñones o frutos secos), la podrás aliñar con limón o vinagre de manzana o sidra.

Después, al terminar de comer, puedes disfrutar de una infusión digestiva con un poco de miel cruda para endulzar, si te apetece.

ENSALADAS DE CRUDITÉS

Ensalada básica

Hoja verde (elige entre lechuga, escarola, hojas tiernas de espinacas, berros ecológicos, rúcula...), tomate rojo, cebolla tierna o ajo crudo, zanahoria rallada y algunas aceitunas negras desaladas (para ello deberás cambiarles el agua).

Ensalada de apio

Yogur con apio en rodajas pequeñas, manzana a dados, cebolla tierna y jengibre fresco rallado.

Ensalada multicolor

A la ensalada básica añádele apio, remolacha roja rallada, rabanitos, pepino, pimiento rojo y verde, y germinados de alfalfa (puedes consultar el libro de Marc Ams *La cultura de los germinados*).

Ensalada de col lombarda (roja)

Col lombarda cortada muy fina, una cebolla tierna en rodajas finas y hojas de menta fresca, todo ello mezclado con un yogur natural.

Ensalada de tomate

Tomate rojo, ajo picado fino, albahaca fresca o seca, hojas tiernas de espinacas, aceite de oliva y pimienta negra.

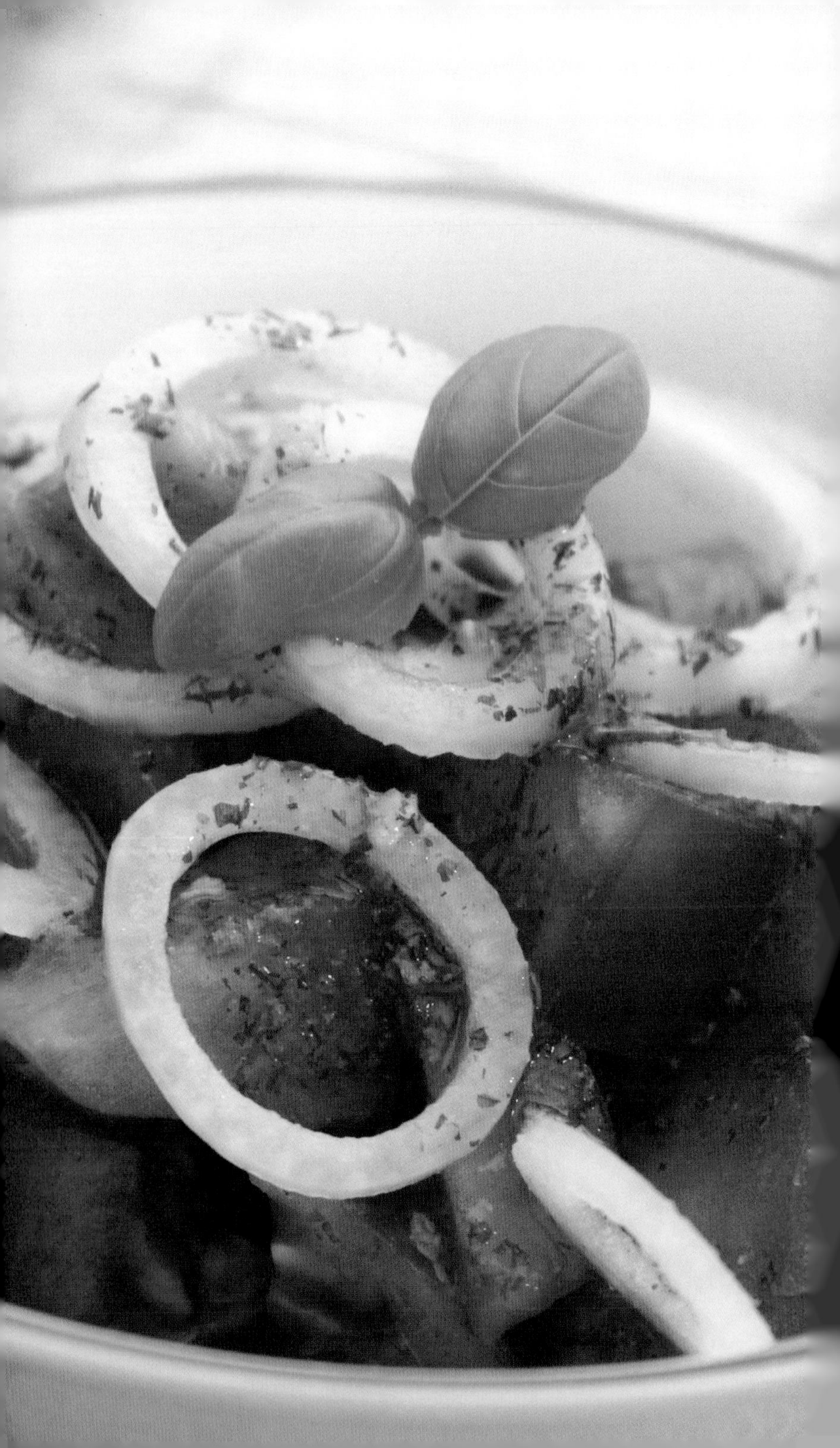

Ensalada de endivias

Endivias cortadas, apio, manzana, piñones, zanahoria rallada, jengibre fresco rallado y yogur por encima, con hierbabuena espolvoreada.

ENSALADAS CON CARBOHIDRATOS

Ensalada de maíz/choclo

Maíz en grano cocido y frío, un pimiento pequeño rojo y otro verde troceados, cebolla tierna muy troceada, apio en pequeñas rodajas, aceitunas negras, aceite de oliva y pimienta negra.

Ensalada de patata

Patatas cocidas y enfriadas cortadas a dados y cebolla tierna cortada fina, mezcladas ambas con mayonesa casera.

Ensalada de remolacha roja con patata

Remolacha roja y patata, ambas hechas al vapor y cortadas a dados. Añade cebolla tierna cortada fina, manzana a dados, yogur natural o aceite de oliva con sal y pimienta negra.

Ensaladilla rusa

Guisantes tiernos, patata y zanahoria cocidas y cortadas a dados, cebolla tierna picada , pimienta negra, una pizca de sal no refinada, mayonesa casera y huevo duro rallado para aderezar.

Ensalada de calabaza

Calabaza cruda y zanahoria ralladas, cebolla tierna, aceite de oliva y jengibre fresco rallado.

Ensalada de pasta integral

Pasta fría aliñada con aceite de oliva, tamari, aceitunas negras, ajo fresco picado fino, tomate rojo cortado, pimientos rojos y verdes, queso fresco a dados, albahaca fresca muy picada o seca espolvoreada con pimienta negra. Mézclalo todo.

Ensalada de arroz integral

Arroz integral, aceitunas negras, guisantes tiernos cocidos, zanahoria rallada, cebolla tierna, apio en rodajas, tomates cherry sin cortar, gomasio, aceite de oliva.

Ensalada de cuscús

Cuscús con guisantes tiernos, cebolla, pimientos verdes y rojos, tomate cherry, apio, perejil picado finamente, aceitunas negras, aceite de oliva, pimienta negra y orégano.

Ensalada de trigo sarraceno o bulgur

Trigo sarraceno o bulgur con apio, tomate, zanahoria rallada, ajos o cebolla tiernos, rabanitos, hojas tiernas de espinacas o escarola picada muy fina, aceitunas negras, aceite de oliva, orégano, pimienta negra y jengibre fresco rallado o en polvo.

ENSALADAS CON PROTEÍNAS

Ensalada de huevo

Ensalada básica o multicolor con huevo duro rallado o cortado.

Ensalada de champiñones

Ensalada multicolor a la que se añadirá champiñón crudo cortado en finas láminas y piña fresca.

Ensalada de frutos secos

Ensalada básica con seis nueces, doce almendras o doce avellanas.

Ensalada de aguacate

Medio aguacate por persona, ajo fresco, tomate maduro, pimienta negra, cebolla tierna y unas gotas de tamari o salsa de soja. Pica y mezcla todos los ingredientes y sirve sobre hojas de lechuga o endivias. Acompaña de pan dextrinado para untar el aguacate, si lo deseas.

Ensalada de quinoa (quinúa)

Quinoa con tomate cherry, cebolla tierna, pimiento rojo y verde, zanahoria rallada, chucrut (col fermentada), aceite de oliva, gomasio, pimienta negra y hierbas aromáticas (aunque se la considera como cereal, la quinoa es en realidad una semilla).

Ensalada de col fermentada (chucrut)

Chucrut, yogur, nueces y menta fresca. Mezcla todos los ingredientes.

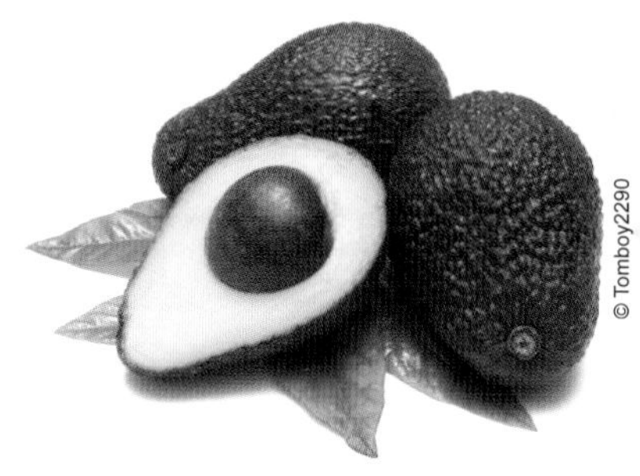

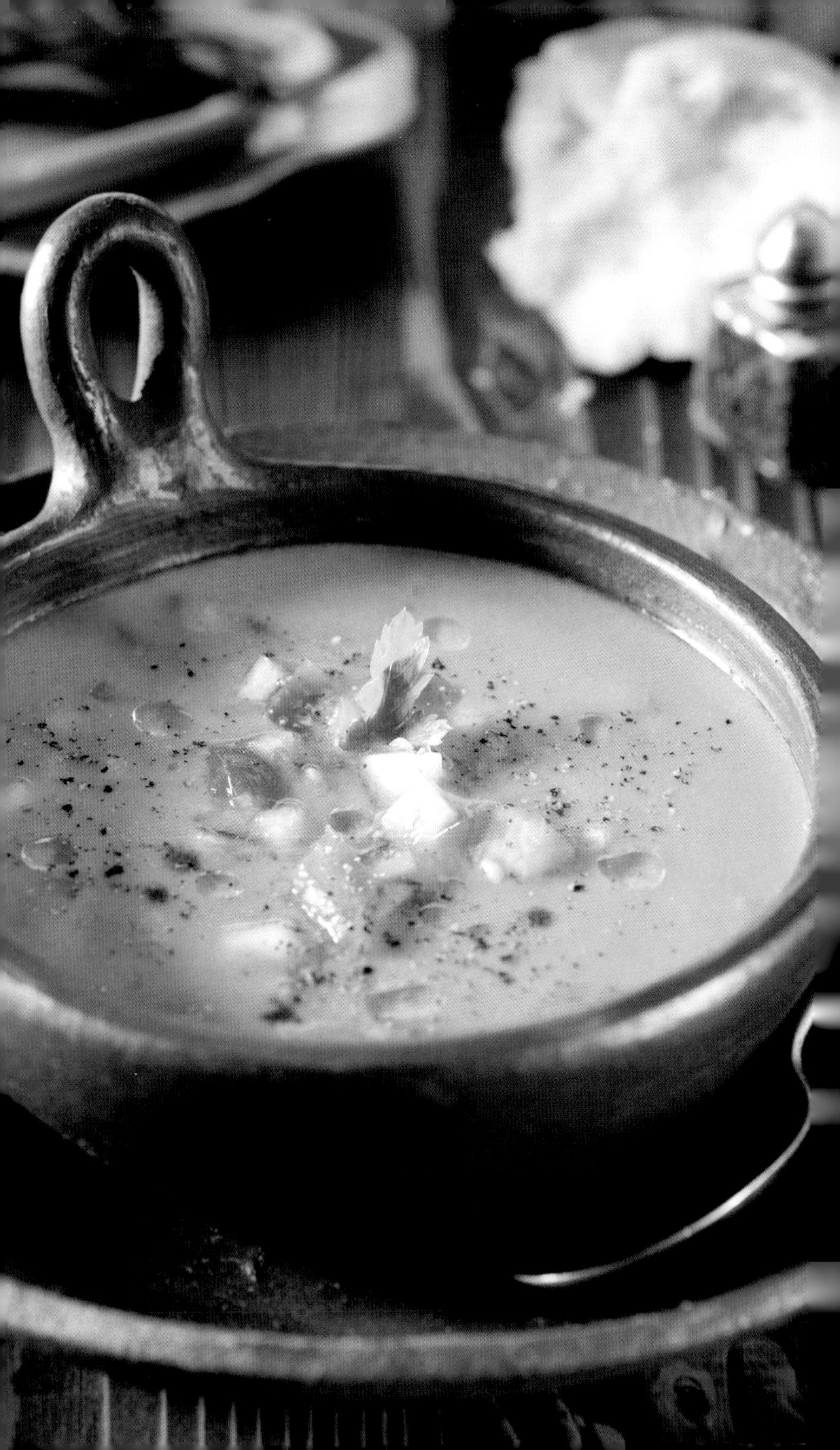

Ensalada de col fermentada (chucrut) con huevo

Escarola, chucrut, apio, pepino, rabanitos, pimiento rojo, comino en polvo y mayonesa casera. Mezcla todo y añade el huevo rallado al final, para adornar.

Ensalada básica de proteínas

Queso de cabra (rulo) a la plancha, manzana y algunas nueces.

Ensalada de hinojo

Hinojo fresco, apio, manzana, yogur y nueces. Mézclalo todo en un bol.

SOPAS

Gazpacho fresco

Tomate maduro, pimiento rojo, pimiento verde, zanahoria, ajo, aceite y una pizca de sal. Si se toma con proteína, se le puede añadir vinagre pero no si lleva carbohidratos. En el gazpacho nunca se debe mezclar el pan y el vinagre.

Sopa de ajo

Una rama de tomillo, romero y una hoja de laurel, entre tres y cinco dientes de ajo, una yema de huevo, perejil fresco, tres o cuatro tomates maduros rallados y aceite de oliva.

Pon a hervir el agua con las hierbas, que luego se retiran. Añade el tomate y el perejil y deja que hiervan entre cinco y diez minutos. Agrega el ajo y bátelo todo. Una vez en el plato, se añade pan dextrinado, aceite de oliva y una yema de huevo cruda.

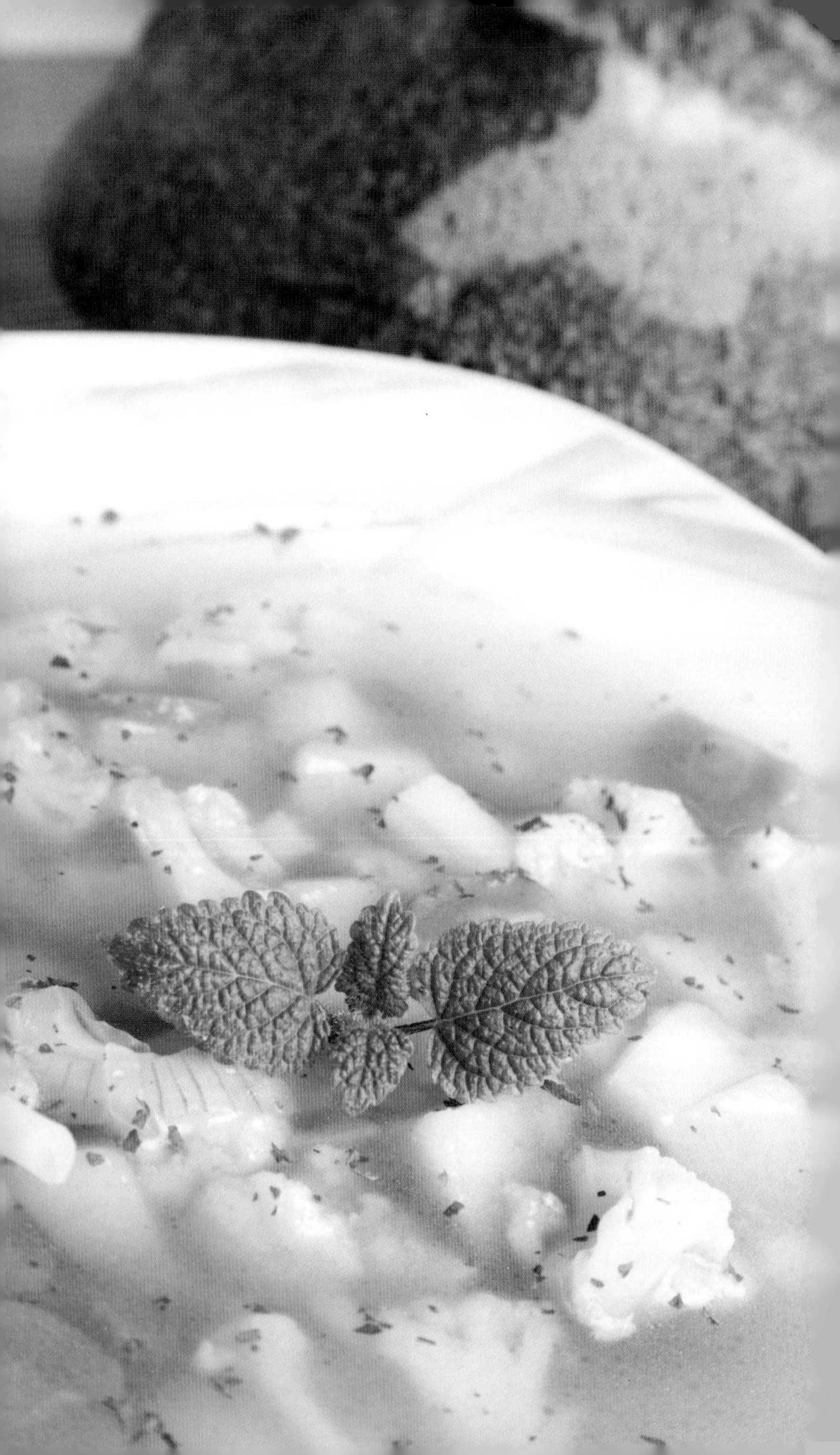

Puré de calabaza

Calabaza, puerro o cebolla y zanahoria al vapor. Haz puré y añade aceite de oliva al final.

Puré de zanahoria

Zanahoria, nabo, apio, puerro, un diente de ajo y patata.

Sopa o puré de verduras

Apio, pimiento rojo, patata, judías verdes, alcachofas, cebolla, tomate maduro, zanahoria, menta fresca, pimienta negra y jengibre fresco.

Sopa de avena

Dos cucharadas de avena en copos, tres dientes de ajo, cebolla, zanahoria y apio troceados. Cocínalo todo a fuego lento y al final añade un manojo de espinacas frescas.

Sopa de quinoa

Quinoa, apio verde, miso, tres dientes de ajo, cebolla y zanahoria. Cocínalo todo durante veinte minutos y añade aceite de oliva al final.

Puré de calabacín

Calabacín, patata, puerro, zanahoria y nabo.

Sopa de pescado al hinojo

Pescado, zanahoria, cebolla, apio, abundante hinojo fresco con hojas y tallos, y tamari al gusto.

Sopa de pollo

Pollo de granja bio, apio, cebolla, puerro, jengibre fresco, nabo, zanahoria, ajo, perejil, pimienta negra y tamari al gusto.

PLATOS DE VERDURA

Estos platos se pueden aderezar con un sofrito de cebolla y tomate natural, o aceite de oliva macerado en ajo, jengibre en polvo, cúrcuma en polvo, levadura de cerveza, gomasio, tamari, pimienta negra y hierbas aromáticas (orégano, tomillo, albahaca, romero...).

Todas las verduras mencionadas a continuación son compatibles con la mayoría de los platos de carbohidratos o proteínas. Pueden servirles de acompañamiento.

- Acelgas al vapor.
- Judías verdes/chauchas al vapor.
- Espárragos.
- Coliflor o brócoli al vapor.
- Espinacas al vapor.
- Alcachofas al horno o al vapor.
- Zanahoria, apio, guisantes tiernos y puerro al vapor.
- Calabaza al vapor, en puré o asada.
- Calabacín en forma de puré o al vapor.
- Col verde, blanca, lombarda, fermentada o china al vapor.
- Coliflor al vapor.
- Berenjena al horno.
- Pimientos al horno.
- Pisto.

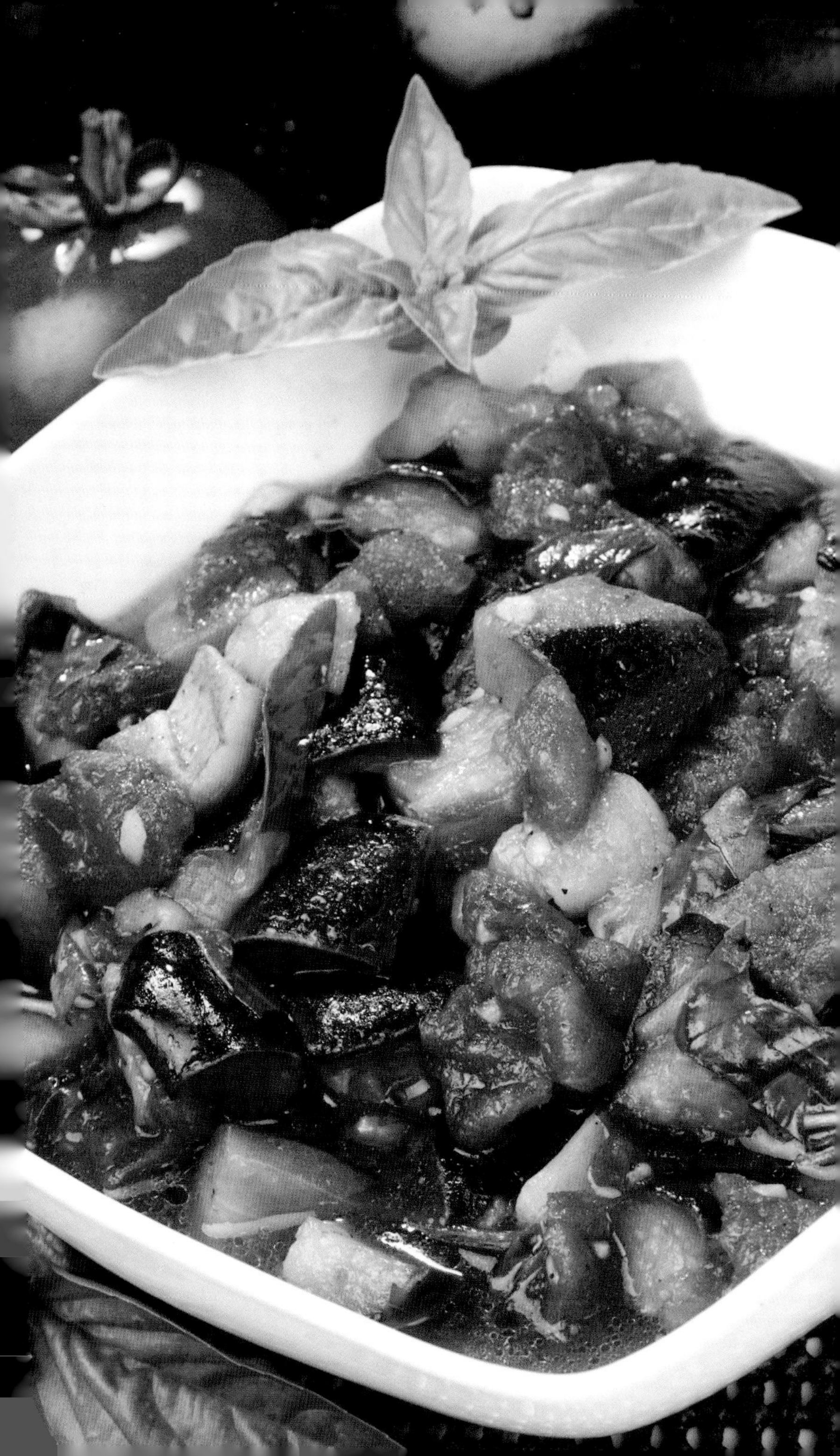

- Nabo, chirivía y zanahoria en puré.
- Apio al vapor.
- Puerro al vapor o en sofrito.

CARBOHIDRATOS COMO PLATO PRINCIPAL

Arroz

- Arroz integral, rojo, basmati, yamaní, redondo o salvaje con verduras salteadas en la sartén con aceite de oliva o de sésamo y tamari. Saltea puerro, guisantes tiernos, alcachofas, cebolla, ajo, pimientos rojos y verdes, apio y algunos trozos de champiñones, setas o tofu en aceite de oliva o de sésamo. Añade unas hebras de azafrán.
- Arroz rojo con sésamo y sal (gomasio) aceite de sésamo o de oliva acompañado de verduras salteadas o al vapor.

Pasta

- Pasta integral hervida. Aderézala con alguno de los siguientes ingredientes:
  - Aceite de oliva y tamari.
  - Salsa casera de tomate, cebolla salteada y hierbas aromáticas.
  - Salsa al pesto.
  - Salsa a la boloñesa, sustituyendo la carne picada por seitán o soja texturizada.
  - Salsa a la carbonara, usando leche de coco en vez de leche de vaca.
  - Gratinada en el horno o grill con salsa de tomate natural o con bechamel preparada con leche de avena o de coco y un poco de queso mozzarella.
  - Con pisto.

Patatas

- Al vapor o al horno con su piel y aderezadas con aceite de oliva y olivada (paté de aceitunas negras).
- Patatas, guisantes tiernos y zanahoria a dados, con aceite de oliva, pimienta negra y alioli para acompañar.
- Patatas con remolacha roja al vapor.
- Crema de patatas con cebolla, calabacín y puerro.
- Patatas con su piel, crujientes al horno. Sírvelas con guacamole (para prepararlo, tritura aguacate, ajo, cebolla y tomate, sin limón).

Cuscús, trigo sarraceno, mijo o bulgur

Sírvelos con verduras salteadas en la sartén: cebolla, ajo, puerro, apio, pimiento rojo y verde. Se puede añadir setas, champiñones o tofu en pequeñas raciones de 50-100 g máximo por persona para combinar con el cereal. También se pueden acompañar de verduras al vapor: acelgas, judías verdes, coliflor, col o brócoli o pisto.

Calabaza o boniatos asados

Pélalos y sírvelos con un poco de aceite de oliva y abundante ensalada de crudités.

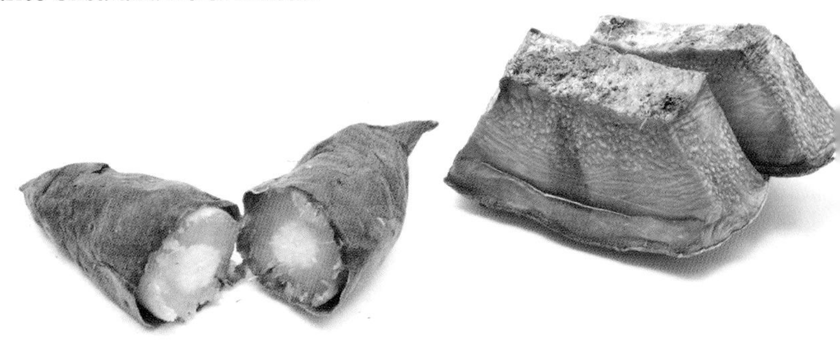

Quinoa

Aunque es una semilla, la incluyo en este apartado de platos de mediodía ya que se recomienda su consumo en ese horario.

Se toma de la misma forma que el arroz o los cereales antes mencionados con la excepción de que se puede añadir ácido a la ensalada (limón o vinagre).

Bocadillo abierto de pan integral

Medio aguacate o 100 g de requesón, tomate, ajo, olivada (paté de aceitunas negras) y aceite de oliva.

Se prepara con capas: primero una capa de pan con tomate y aceite de oliva. Luego una de aguacate, requesón o queso fresco (100 g máximo) y finalmente una capa fina de olivada.

Bocadillo de pan de pita

Aguacate y una de las siguientes opciones: queso fresco, hamburguesa vegetal, embutido vegetal o paté vegetal. Añade lechuga, cebolla tierna, pepino, tomate y germinados/brotes de alfalfa.

Pasta de hojaldre

Rehoga mucha cebolla y acelgas, y ponlas sobre una base de pasta de hojaldre con una tira de queso de cabra por encima. Hornea hasta que se dore.

Empanada de pisto

Base de empanada con harina integral. Se pueden añadir otras verduras salteadas, ocasionalmente tofu a la plancha y zanahoria rallada.

Fufú de plátano

Plátano verde (macho) frito con cebolla en aceite de oliva y cocido como una tortilla de patata.

Maíz/choclo

Mazorcas de maíz al vapor o al horno. Una vez en el plato, unta con mantequilla bio o bien aceite de coco o de oliva, y añade sal y pimienta negra al gusto.

Croquetas de mijo

Mijo hervido con apio, cebolla y perejil fresco.

Avena

En forma de sopa, crema, hamburguesa o croquetas.

Puré de remolacha roja

Remolacha, patatas, cebolla y puerro, aceite de oliva y almendras.

LEGUMBRES

Potaje básico

Apio, jengibre fresco, hoja de laurel, tomillo en rama, cebolla, pimienta negra, ajo y un tipo de legumbres. Una vez en el plato, añade aceite de oliva y cúrcuma en polvo al gusto.

Las legumbres también pueden tomarse frías en ensalada. No se deben mezclar entre sí, ni tampoco con cereales, patata ni proteína de ningún tipo. Se pueden germinar previamente y luego cocer al vapor. Así son más fáciles de digerir. No se deben tomar más de dos veces por semana. Si tomas

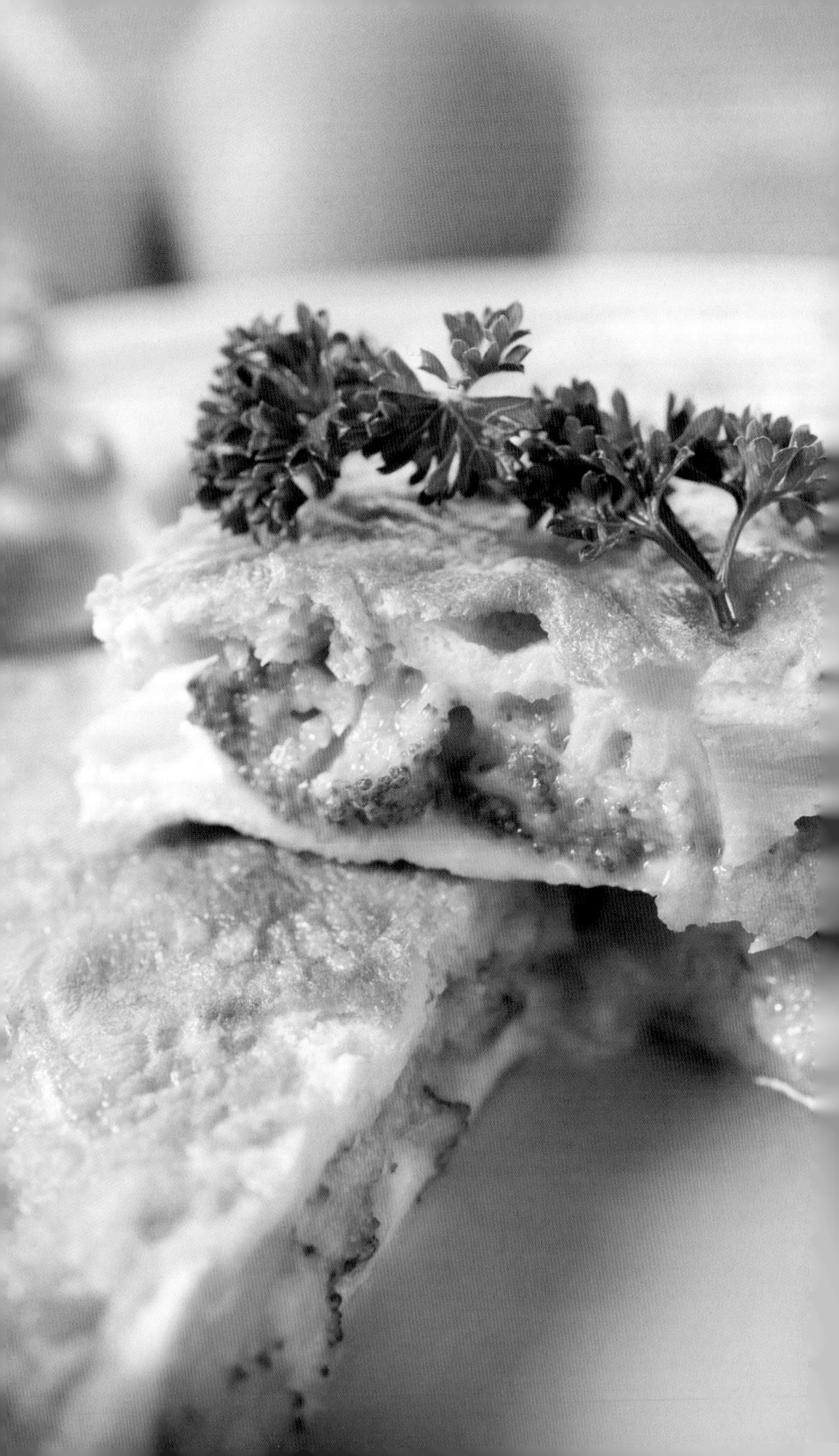

ensalada con ellas, no le añadas ácido, con la excepción de si se trata de lentejas pardinas, preferiblemente germinadas.

PROTEÍNAS COMO PLATO PRINCIPAL

Estos platos se pueden acompañar de ensalada, gazpacho y vegetales (excepto patata), y aderezar con aceite de oliva o sésamo y vinagre de manzana (sidra) o limón. El postre en este caso puede ser piña, papaya, manzana o pera. La granada y el kiwi también se pueden utilizar en las ensaladas si uno lo desea.

Huevos

- Tortilla a la francesa.
- Tortilla de hojas verdes como espinacas, perejil, etc.
- Tortilla de col fermentada y cúrcuma o curry en polvo.
- Tortilla de cebolla frita y manzana rallada.
- Tortilla de berenjena o calabacín en rodajas finas fritas previamente.

Los huevos fritos, pasados por agua, revueltos, etc., deben acompañarse de pan dextrinado y no pan normal. Así será mucho más fácil su digestión. Confieso que desde muy niña me encantan los bocadillos de huevo duro con sal y pimienta negra y seguiré disfrutando de ellos mientras viva; son mi excepción.... ¡con todas las consecuencias!

El huevo puede usarse para adornar algunos platos; se ralla y se espolvorea por encima de la ensaladilla rusa, ensaladas o verduras. Así se reparte un huevo entre varias personas. También se puede emplear solo la yema si se va a tomar un huevo por persona.

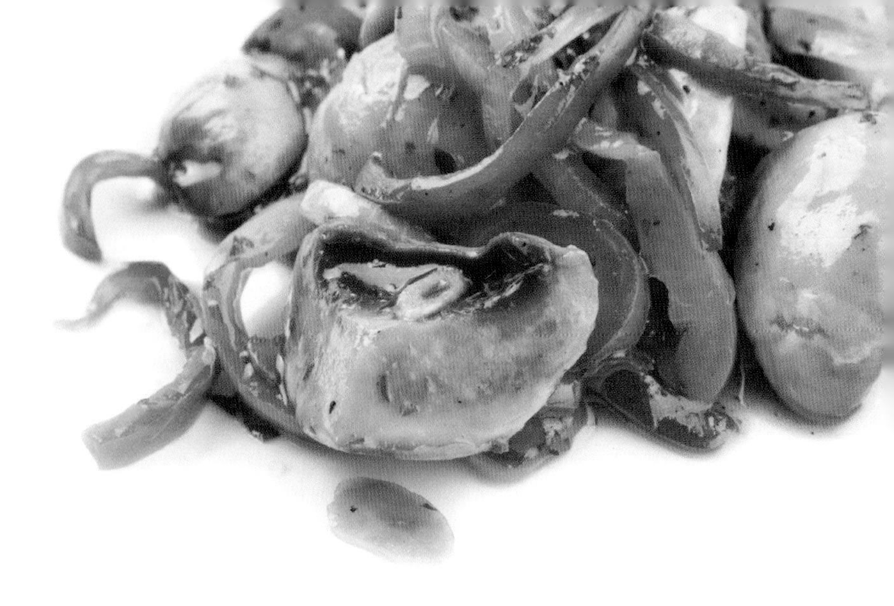

Hongos: setas y champiñones

Las setas y los champiñones no deben comerse en caso de candidiasis (puedes consultar mi libro *Alimentación consciente*).

Como se trata de una proteína vegetal de fácil digestión, pueden acompañar los platos de arroz o pasta en pequeñas cantidades, aunque también sirven como plato principal. Se pueden saltear en la sartén con cebolla y ajo. Quedan muy ricos acompañados de ensalada y verduras.

Guisantes tiernos (frescos o congelados si no es temporada)

Se preparan al vapor o hervidos y se sirven con menta fresca y aceite virgen, con ajo picado, tamari o gomasio. También se pueden añadir, pero en menor cantidad, para enriquecer los platos de arroz, cuscús, quinoa, pasta o patatas; igualmente para hacer una crema de verduras, de patata, guisantes, apio, zanahoria y cebolla. Riquísima.

Tofu

De uso solo ocasional. Se debe cocinar, por ejemplo a la plancha, con hierbas, tamari, sal, pimienta o especias para que tenga sabor. La ración por persona son 100 g.

Queso

Cuanto más fresco, mejor, y es preferible que sea de cabra u oveja. La ración por persona son 100 g. Se puede acompañar de pan dextrinado untado, por ejemplo, con tomate, aceite de oliva y ajo.

Seitán y tempeh

Estas proteínas vegetales han de cocinarse y aconsejo consumirlas solo muy ocasionalmente. Se pueden hacer a la plancha con aceite de oliva y tamari o bien en estofado para darles otro sabor y textura.

Frutos secos

Un puñado por persona sin cáscara, es decir, unas doce almendras, doce avellanas o seis nueces. Si son semillas, también calcula un puñado, ya se trate de pipas de calabaza, pipas de girasol o piñones.

Aguacate

- Medio aguacate por persona con ensalada, o untado sobre pan dextrinado con tomate y paté de olivas, ajo fresco y aceite de oliva.
- Guacamole (aguacate, tomate, ajo, cebolla, etc.) para acompañar a una ensalada o verdura, con nachos,

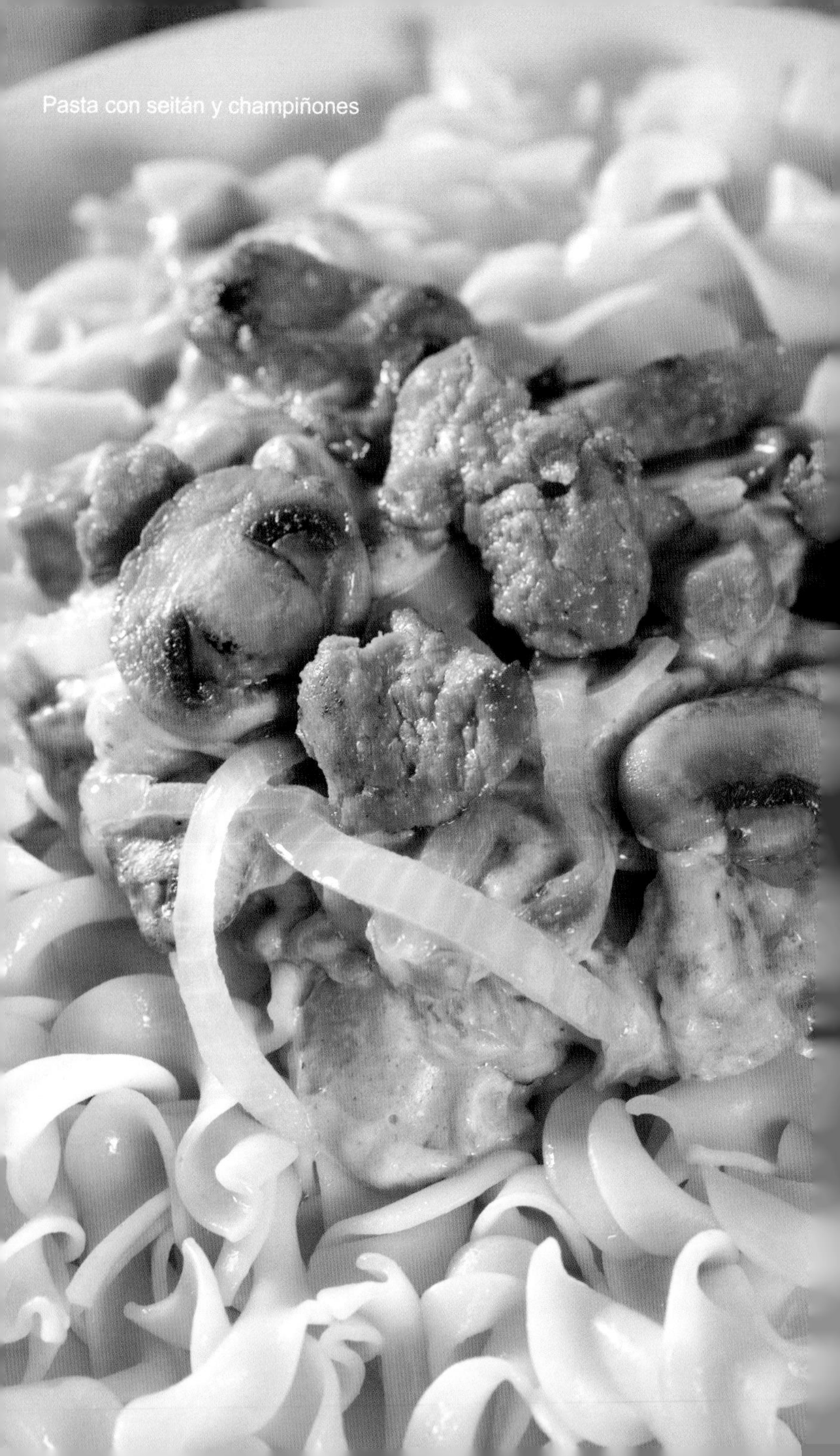
Pasta con seitán y champiñones

chips o crackers de cereales (no uses vinagre ni limón si acompañas con carbohidratos, como en este caso).

Carne/ave

- Carne/ave a la plancha, al horno, estofada o empanada.
- Con ensalada abundante y sobre todo con ajo crudo, limón o vinagre de sidra o manzana, o bien con col fermentada. Verduras para acompañar.

Pescado

- Al vapor, al horno, a la plancha o en sopa con cebolla e hinojo abundante.
- Con ensalada abundante y sobre todo con cebolla cruda, limón y col fermentada.

CENA (VERDURAS Y PROTEÍNA)

VERDURAS O ENSALADAS

Elige uno:

- Gazpacho (en temporada) o ensalada.
- Verduras al vapor, al horno o a la parrilla.
- Berenjena, pimientos verdes o rojos y cebolla.
- Calabacines, puerro, alcachofa, espárragos, cebolla, ajos tiernos, etc., a la plancha con una pizca de sal del Himalaya, pimienta negra y aceite de oliva virgen.

ALIÑOS

Para aderezar ensaladas o verduras que acompañen a las proteínas, puedes usar:

- Aceite de oliva virgen extra, prensado en frío.

- Vinagre de sidra o de manzana bio.
- Limón o lima.
- Piña o papaya en la ensalada.
- Chucrut/sauerkraut (a la ensalada) –ideal para comer con carne o pescado, pues facilita la digestión.
- Levadura de cerveza.
- Lecitina de soja (guárdala en la nevera).
- Tamari o salsa de soja.
- Hierbas aromáticas.
- Semillas.

PROTEÍNAS

Elige una:

- Guisantes tiernos extrafinos con menta.
- Champiñones o setas con ajo picado y perejil.
- Requesón –100 g– con pan dextrinado –restriega un tomate sobre el pan con aceite de oliva.
- Medio aguacate con pan dextrinado.
- Huevos bio –pasados por agua, en tortilla, duros o fritos con poco aceite– acompañados con pan dextrinado.
- Frutos secos: doce almendras, doce avellanas o seis nueces, acompañadas con pan dextrinado, tomate y aceite.
- Ocasionalmente seitán en filetes.
- Tofu a la plancha –100 g–. Es imprescindible cocinarlo, aunque sea un poco a la plancha, con aceite y tamari o sal del Himalaya. No es conveniente abusar del tofu.
- Ocasionalmente tempeh a la plancha.
- Pescado blanco o azul –salmón fresco, lubina, dorada, lenguado, merluza, sardinas, arenques y mero– (los

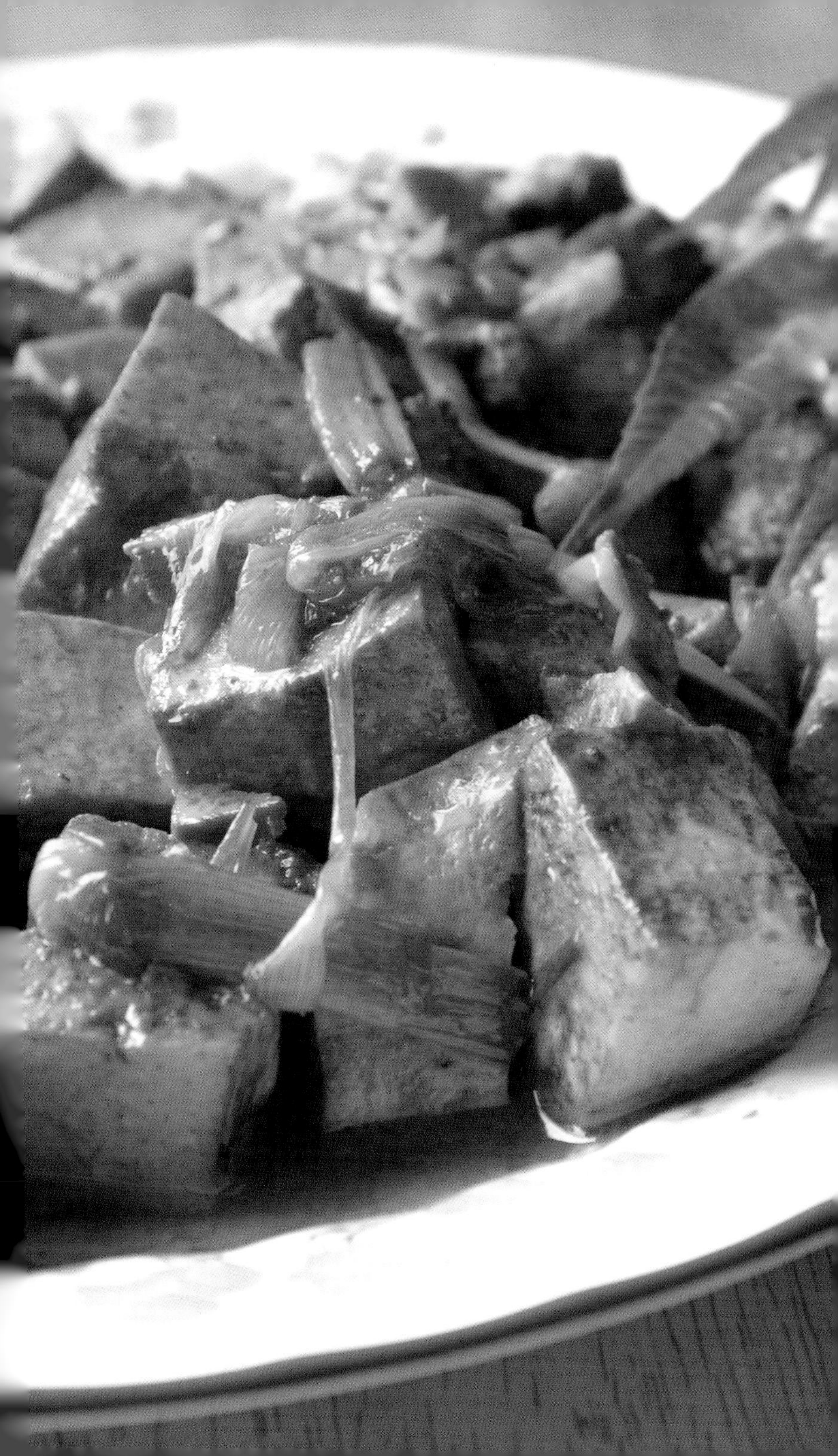

mariscos en general no son recomendables; tampoco el atún, el pez espada, el emperador, la sepia y el pulpo, por su alto contenido en mercurio).

- Pavo, gallina o pollo de granja, conejo o cordero lechal, todos ellos biológicos (no son recomendables los embutidos, el cerdo en general, la ternera y las vísceras).
- Un máximo de 100 g de queso de cabra, de oveja o de vaca, acompañado con pan dextrinado. Ten en cuenta que el queso, con excepción del requesón, no es compatible con el pan normal, solo con el dextrinado.

POSTRES

Elige uno:

- Manzana, pera, papaya o piña.
- Kéfir con miel (es ácido).
- Yogur con un poco de miel biológica.
- Compota de manzana o pera, sin azúcar.

OTRAS OPCIONES PARA LA CENA

Elige una:

- Fruta de la estación al gusto, excepto plátano.
- Yogur, requesón con miel, mermelada con pan dextrinado o bien crackers de cereales, sin sal.
- Castañas.

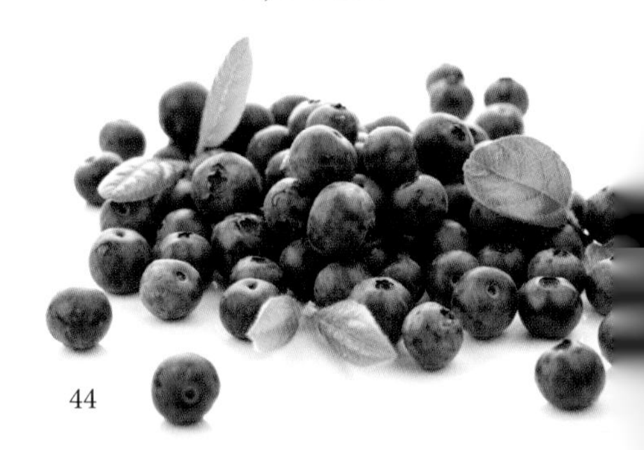

- Pastel de arándanos hecho de pan dextrinado con requesón y mermelada bio de arándanos –ya mencionado anteriormente–. Moja el pan con zumo de frutas y añade requesón y mermelada por encima. Queda como un pastel.
- Galletas integrales sin azúcar y un yogur.

ALGO IMPORTANTE QUE DEBES TENER EN CUENTA

- Usa entre dos y ocho cucharadas soperas al día de aceite de oliva.
- Tanto si ingieres carbohidratos como proteínas con las verduras, es importante tomar entre el 25 y el 50% de alimento crudo y el resto cocinado. Comiendo un bocado de alimento crudo y otro de alimento cocinado, todo se digiere mejor y se adelgaza siempre, especialmente cuando hay sobrepeso.
- Cocina sin usar papel de aluminio ni cazos de aluminio.
- Es preferible utilizar sartenes ecológicas, sin plomo.
- Los aliños en las comidas con carbohidratos deben ser distintos a los empleados en las comidas con proteína. Los ácidos facilitan la digestión de las proteínas.
- No mezcles frutas ácidas con frutas muy dulces en la misma comida (por ejemplo, piña y plátano).
- No uses agua del grifo para cocinar; mejor embotellada, destilada en casa o de ósmosis inversa.

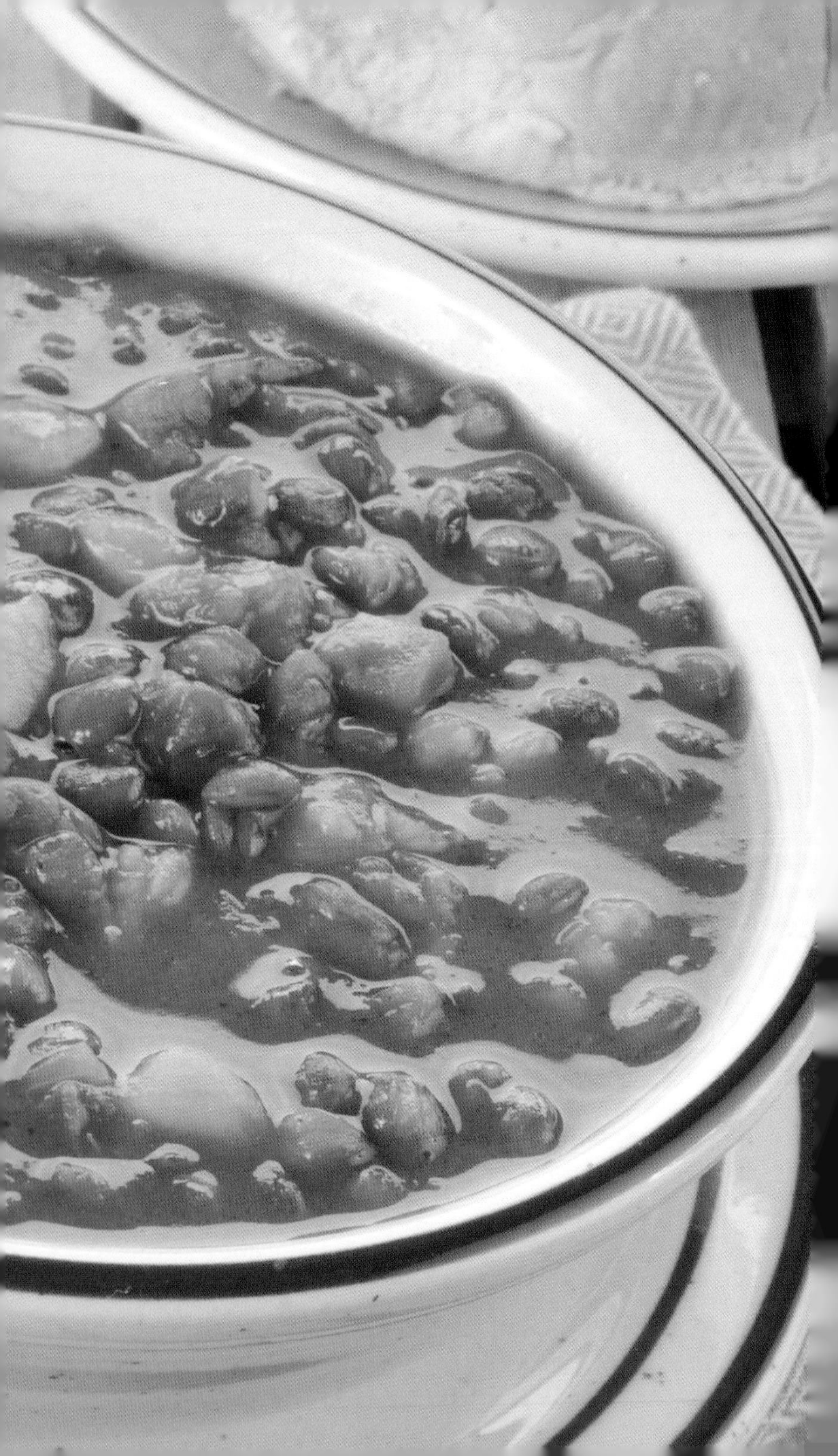

MENÚS PARA UNA SEMANA COMPLETA

LUNES

Desayuno: zumo de limón con un poco de miel biológica y agua.
Media hora después fruta de la estación y un yogur con gofio de maíz, melaza de caña y seis dátiles.

Comida: ensalada multicolor, arroz con verduras y doce avellanas tostadas. Manzana.

Cena: ensalada de tomate, cebolla, aceitunas negras y queso fresco de cabra. Piña natural.

MARTES

Desayuno: té verde, tostadas de pan con tomate y aceite de oliva, medio aguacate. Manzanas.

Comida: ensalada básica con chucrut. Lentejas con apio y jengibre. Peras.

Cena: fruta y pan dextrinado, 100 g de requesón y mermelada de arándanos.

MIÉRCOLES

Monodieta de fruta de la estación o ayuno de agua. Otra opción es tomar solo alimentos crudos durante todo el día: frutas y hortalizas, frutos secos, germinados de alfalfa y medio aguacate. Día de limpieza intestinal.

Y si prefieres comer normal:

Desayuno: fruta de la estación, yogur con cereales crujientes tipo granola o galletas integrales.

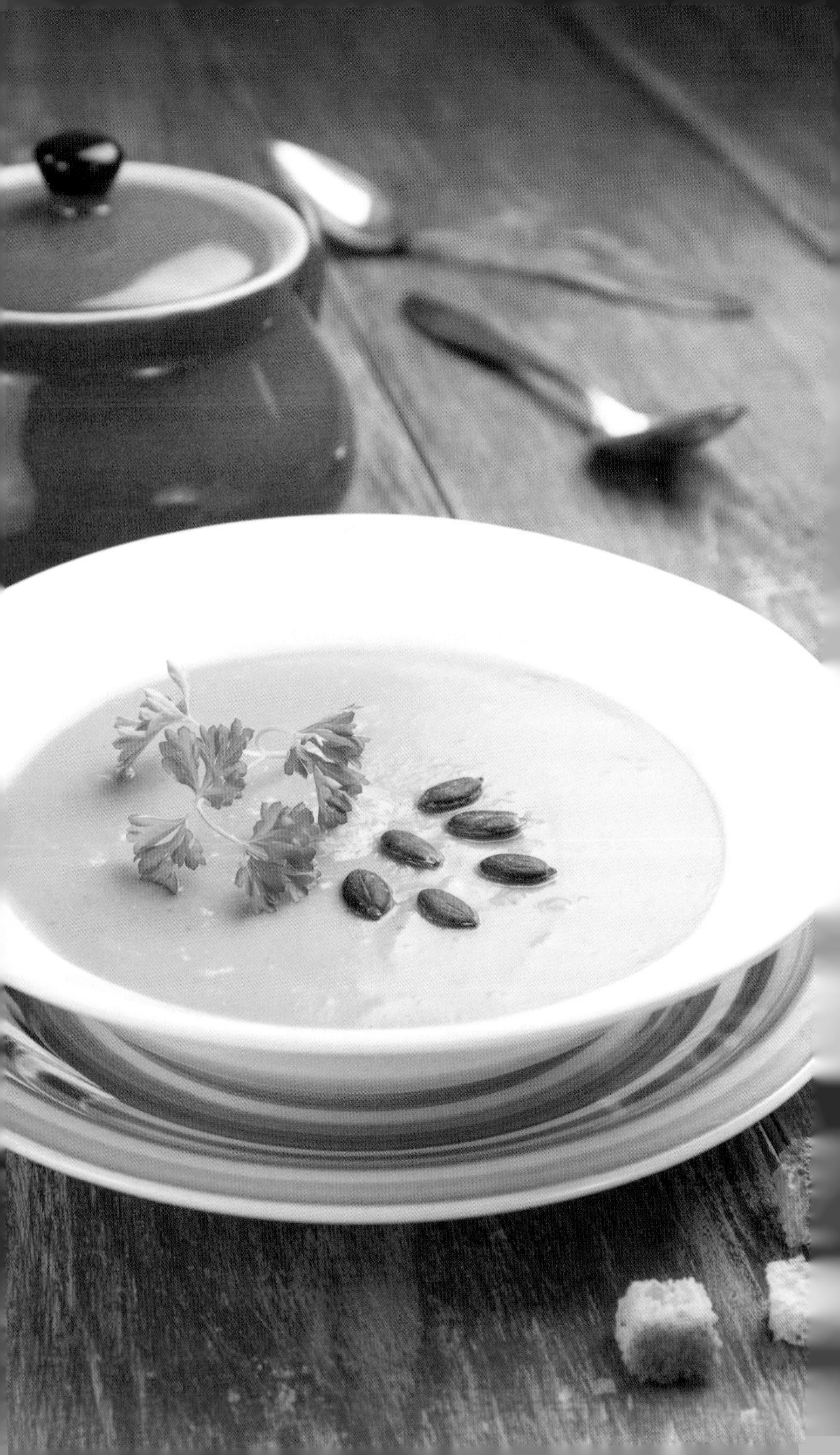

Comida: ensalada, potaje de una legumbre a elegir con verduras. Manzana.

Cena: crema de verduras, tortilla de chucrut con curry. Manzana.

JUEVES

Desayuno: zumo de cítricos: limón, naranja, mandarina o piña natural.
Espera media hora; luego come fruta de la estación y toma dos cucharadas soperas de copos finos de avena en agua caliente. Deja que absorba el agua y luego añade miel, un puñadito de uvas pasas y un yogur.

Comida: ensalada variada con medio aguacate y un plato de pasta integral con salsa de tomate, cebolla, ajo y orégano. Manzana o papaya.

Cena: ensalada o gazpacho y una tortilla de espinacas. Piña fresca.

VIERNES

Desayuno: batido de frutas de la estación.
Media hora más tarde toma un bol de leche vegetal con muesli, granola o cereales inflados. Una pera.

Comida: ensalada multicolor y quinoa con verduras de la estación. Acompaña con guacamole. De postre, papaya o manzana.

Cena: puré de verduras. Queso fresco –100 g–. Pan dextrinado con tomate, orégano, cebolla tierna y aceite de oliva con olivada.

SÁBADO

Desayuno: té verde. Croissant o brioche de espelta bio con mantequilla bio y mermelada casera o con crema de algarroba o avellana. Acompaña de yogur natural y manzanas al gusto.

Comida: ensalada multicolor con chucrut. Pescado, carne o ave a la plancha o al horno; tofu, seitán o tempeh para los vegetarianos. Acompañar con verduras del tiempo. Piña.

Cena: fruta y crackers de cereales integrales con 100 g de requesón y mermelada de arándanos untada por encima.

DOMINGO

Desayuno: macedonia de frutas de la estación: zumo de naranja o de sandía si es temporada o agua con miel. Añade peras, manzanas, fresas si hay, seis dátiles, uvas pasas y pan dextrinado a trozos. Una cucharada de postre de polen –bien ensalivado– o un yogur.

Comida: zumo de zanahoria, manzana, remolacha roja y jengibre fresco. Una gran ensalada de hortalizas frescas y brotes de alfalfa. Alcachofas al horno con alioli (mayonesa de ajo y aceite). Patatas al horno bien crujientes con su piel, servidas con aceite de oliva, pimienta negra, comino en polvo, ajo crudo picado muy fino y olivada. ¡Deliciosas! Manzanas o compota de manzana sin azúcar.

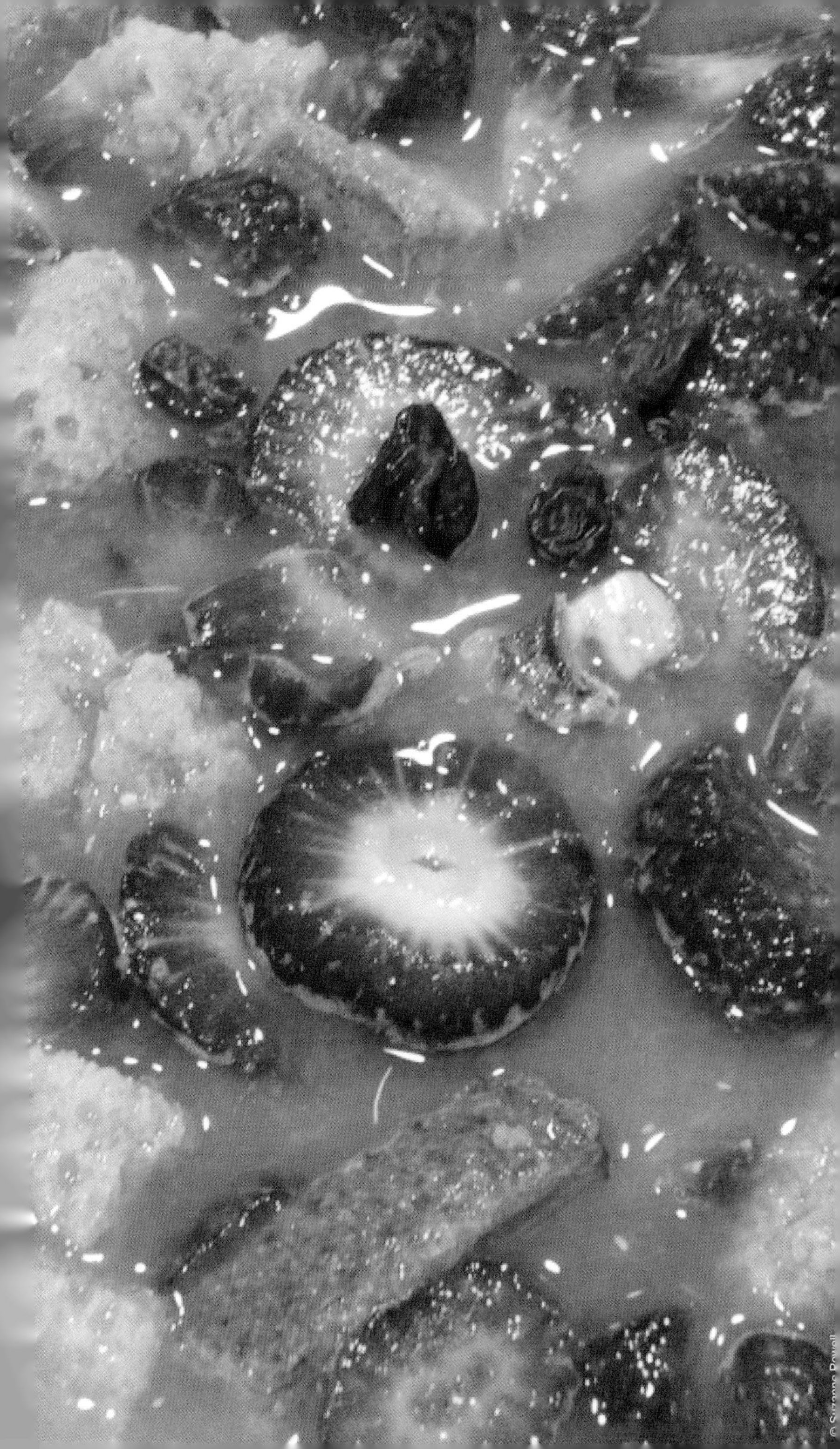

CENA: ensalada de manzana, apio, cebolla tierna, hinojo y yogur. Tofu o setas a la plancha con tamari y pan dextrinado.

LA IMPORTANCIA DE UNA CORRECTA DIGESTIÓN DE LOS ALIMENTOS

Combinar correctamente los alimentos permite una mejor digestión, una correcta asimilación, una adecuada evacuación intestinal y una desintoxicación continuada. Una digestión demasiado lenta y laboriosa seguida de una tardía evacuación permite la reabsorción de las toxinas fecales y como consecuencia la fabricación de más grasa para poder almacenarlas. Si no se le da un descanso fisiológico al aparato digestivo, el organismo no puede desintoxicarse de forma continua. Un cuerpo hinchado es un cuerpo intoxicado.

Los órganos de desintoxicación son los riñones y el hígado. Si ambos no funcionan correctamente, será muy difícil perder peso.

¿Dónde empieza la digestión? En la boca. ¡Parece irónico que los alimentos que tendemos a no masticar sean los que más lo necesiten! ¿Quién mastica el puré de patatas? ¡No es un alimento fácil de masticar! Las patatas contienen muchísimo almidón, por lo que se debería hacer gran parte de la digestión en la boca. De otro modo, la inhibes. Sin embargo, la naturaleza es tan sabia que nos proporciona más de un lugar para la digestión de estas sustancias. La de la proteína empieza también en la boca, pero solo de forma mecánica. Su digestión química comienza cuando entra en el estómago, mediante la acción del ÁCIDO CLORHÍDRICO y la PEPSINA.

Las proteínas tal y como se presentan en las carnes, los huevos, las legumbres, etc., son inútiles para el cuerpo, y solo podemos usarlas cuando los aminoácidos individuales vuelven a formarse después de la digestión para formar nuevas proteínas. Por tanto, todo el proceso digestivo –que se inicia en el estómago y después sigue en el duodeno, donde continúa la reducción de las proteínas– es imprescindible.

En el duodeno hallamos la enzima *proteasa* –que digiere las proteínas–, la *amilasa* –que digiere los hidratos de carbono– y la *lipasa* –que digiere las grasas–. Estas enzimas son segregadas por el páncreas y vertidas al intestino, y se las conoce como enzimas pancreáticas.

En el duodeno se efectúa una gran parte de la digestión; después, las proteínas ya no se digieren más. Eso significa que realmente no disponemos de mucho tiempo ni tampoco de mucha capacidad para llevar a cabo la digestión de estas sustancias. Si miramos la longitud del aparato digestivo, vemos cómo la digestión de las proteínas tiene lugar en un tramo realmente limitado.

Muchos desarreglos de la salud están relacionados con una insuficiencia gástrica por falta de ácido clorhídrico. A menudo esto se relaciona con la edad y con un sexo en particular. Las mujeres a partir de los cuarenta años producen menos jugos gástricos y hasta un 15% de las que tienen más de sesenta ya no los produce. Cuando esto sucede, toda la responsabilidad de las enzimas proteolíticas cae sobre las enzimas pancreáticas, que son incapaces de cumplir el proceso con total eficacia. Este «pequeño detalle» conduce a varios inconvenientes más graves.

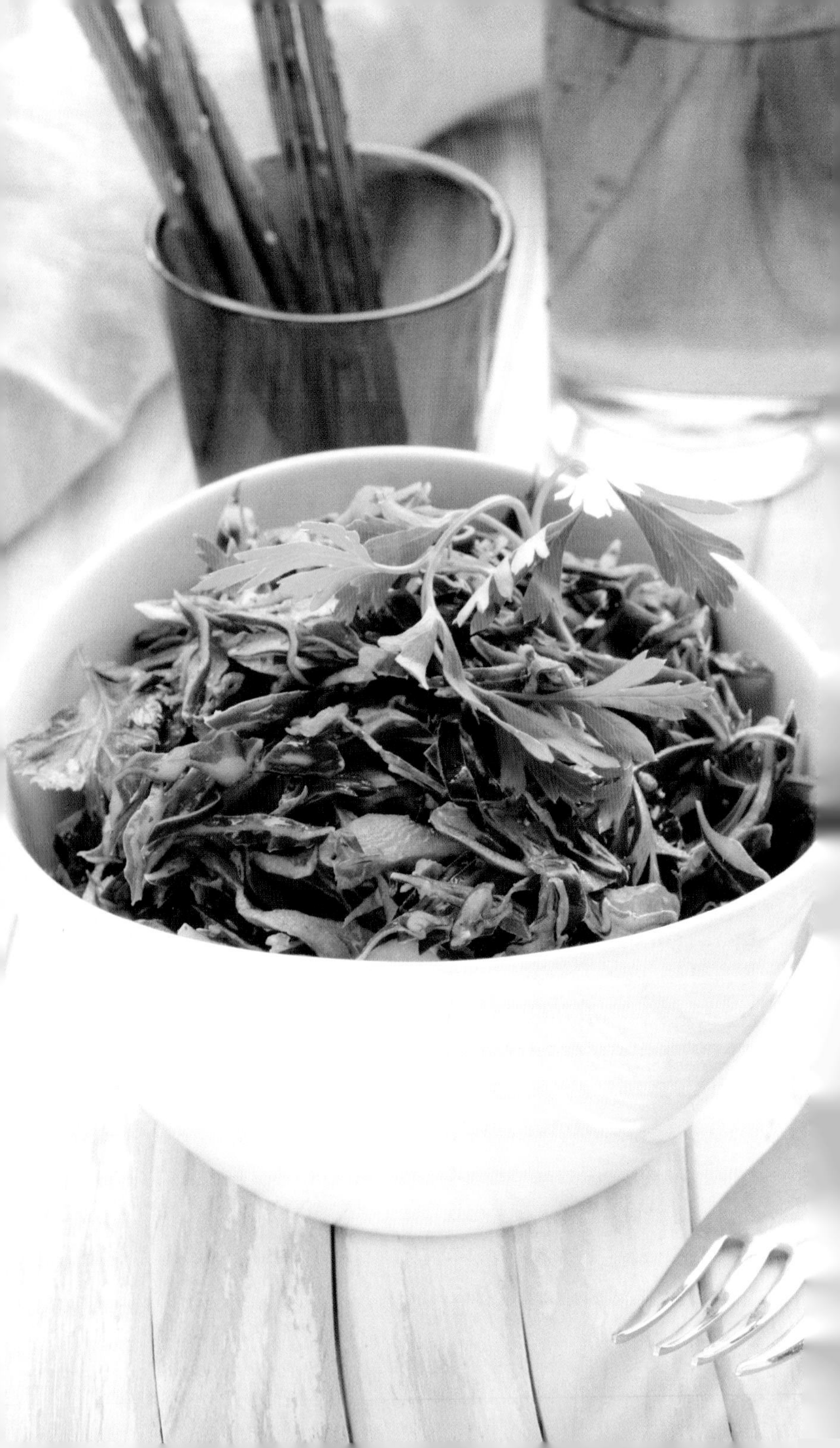

En ocasiones el problema es causado por una falta de zinc y de vitamina B_6, necesarios para producir jugos gástricos, por lo que cualquier deficiencia debería corregirse en cuanto surja.

LA CORRECTA COMBINACIÓN DE LOS ALIMENTOS

Una combinación adecuada de los alimentos ayuda a hacer bien la digestión. Si por ejemplo combinamos proteínas con almidones, no digeriremos convenientemente ninguno de los dos, ya que cada uno de estos grupos alimenticios requiere un ambiente específico. La proteína se digiere en un ambiente ácido, mientras que los carbohidratos necesitan uno alcalino.

Generalmente somos capaces de digerir alimentos en combinación, pero por desgracia nuestros sistemas están sobrecargados, lo que conduce a una mala digestión de las proteínas. Este problema digestivo está relacionado con muchas de las alergias alimenticias que sufrimos. Una intolerancia alimenticia se origina por una reacción metabólica y no alérgica. Tal vez un componente de un alimento no se digiere bien, o existe una toxina en otro que provoca cierta sensibilidad. Muchos de los alimentos que se consumen contienen histamina, como por ejemplo las salchichas, el chucrut, el atún, el vino, las espinacas o el tomate, y otros serotoninas, como el plátano, que en grandes cantidades puede producir reacciones adversas, entre ellas migrañas.

La mayoría de los nutrientes se absorben en el intestino gracias a la permeabilidad del tracto digestivo. Sus vellosidades (protuberancias como dedos de las manos) y las pequeñas cavidades diseñadas para dejar pasar únicamente ciertas sustancias controlan la absorción de los nutrientes.

Por desgracia, en algunas personas estas cavidades son demasiado grandes e incluso siguen creciendo. Esto es lo que llamamos EXCESIVA PERMEABILIDAD INTESTINAL, que conduce a que se produzcan las alergias.

Las proteínas se absorben activamente. Cuanto más grande la cavidad, más grande la proteína que puede pasar, y una proteína de más de cuatro aminoácidos en cadena nos producirá un grave problema porque se convertirá potencialmente en una proteína alérgena. Cuanto más penetre, más posibilidad de reacción.

Para los bebés es devastador empezar demasiado pronto con una dieta sólida o con alimentos que son altamente alérgenos, como por ejemplo los lácteos o el trigo, porque sus intestinos por naturaleza son demasiado permeables. Todavía no están totalmente formados, por lo que absorben todo tipo de moléculas de gran tamaño y su sistema digestivo aún no funciona por completo. Si le damos a un niño pequeño proteínas[1] altamente alérgenas, que él va a absorber intactas, tendrá un riesgo elevado de sufrir alergias. Por eso el ASMA y los ECCEMAS son tan comunes a esa edad.

También se ha comprobado que los productos lácteos, los vacunos y el trigo son los dos mayores alérgenos.

Para algunos adultos con el intestino demasiado poroso, es casi como volver a ser bebé, aunque en menor grado, por supuesto. La diferencia es que el adulto puede corregir

1. En niños de uno a dos años que han sido amamantados, es mejor empezar con alimentos no ricos en proteínas –verduras y frutas–. Cuanto más se prolongue la lactancia materna, mejor tolerarán las proteínas.

el problema, mientras que el bebé no, al menos hasta que su intestino se forme completamente.

Las cavidades de la pared intestinal se agrandan principalmente debido al estreñimiento crónico, la diarrea crónica, el abuso de los laxantes y la candidiasis. Un exceso de CANDIDA ALBICANS es devastador para las membranas de la pared intestinal, la cual podría compararse con un chicle: cuando mascas uno y lo sacas de la boca y lo estiras, más grandes se hacen los agujeros. Del mismo modo, cualquier tipo de estrés indebido en los intestinos puede causar un incremento en la permeabilidad. Además, también existen determinadas toxinas en la materia fecal que pueden dañar al tejido conectivo del intestino.

Los ataques frecuentes de diarrea o el abuso de laxantes pueden conducir a una mayor flacidez intestinal, ya que se ve afectado el tono muscular. Esta falta de tono conduce a un mayor riesgo de hiperpermeabilidad.

Además, muchas personas olvidan que los intestinos son músculos y que necesitan contraerse y relajarse constantemente para funcionar –como hace una oruga al caminar–. En la fase de excesiva relajación –causada, por ejemplo, por los laxantes–, habría demasiada permeabilidad, mientras que si la contracción es excesiva, acabaríamos con una mala absorción. Ambos extremos son perjudiciales.

NO COMBINAR JAMÁS

Almidones y féculas con ácidos: los ácidos inhiben la secreción de la enzima ptialina. Como resultado, la digestión de los almidones se ve alterada e incompleta y ocasiona fermentaciones anormales en el duodeno. Por

ese motivo no se debe usar vinagre ni limón como aliño cuando en un menú se incluye un almidón o fécula (pan, patatas, arroz, garbanzos, etc.). Tampoco se deben unir en una misma comida las frutas muy ácidas con el plátano.

Proteínas fuertes con almidones fuertes: las proteínas se digieren en un medio ácido en el estómago, mientras que los almidones y las féculas precisan un medio alcalino para su digestión. Inmediatamente después de ingerir una proteína se segregan los ácidos gástricos para la activación de la pepsina, lo que ocasiona la paralización de la digestión de los almidones. Eso significa que no son compatibles en una misma comida la carne y las patatas, el pescado y el arroz o el huevo y las patatas –como en la tortilla de patatas, por ejemplo.

Frutas dulces y azúcares con proteínas: las frutas dulces son de muy fácil y rápida digestión y por lo tanto no permanecen en el estómago ni siquiera treinta minutos. Las proteínas, por el contrario, requieren de varias horas para su digestión. Como consecuencia, si se comen juntos, los azúcares quedarán retenidos en un medio húmedo y caliente, dando como resultado una fermentación anormal. El yogur y el requesón se consideran una excepción, por estar predigeridos.

Azúcares con grasas: las frutas muy dulces y la fruta desecada se digieren muy rápidamente, mientras que los alimentos ricos en grasas tienen un proceso de digestión muy lento. El resultado es el mismo que en el caso anterior.

Frutas muy dulces con otras muy ácidas: por ejemplo, el plátano, la uva y el melón no combinan bien con el kiwi, el limón y la piña, aunque sí se puede tomar un zumo de fruta ácida media hora antes de comer frutas dulces. En general las frutas ácidas van mejor por la mañana y las dulces a mediodía y para la cena.

Vegetales salados y amargos con frutas muy dulces: el ajo, la cebolla, el rábano, el apio, el perejil, etc., tienen distinto tiempo de digestión que las frutas muy dulces, por lo que consumirlos juntos conduce a una fermentación. Sin embargo, las frutas muy ácidas o poco azucaradas, como el kiwi, el limón, el pomelo y la piña, sí combinan bien con las hortalizas y las ensaladas. Por ejemplo, se puede combinar kiwi, piña o limón en una ensalada, siempre que no haya ningún almidón en el mismo menú.

Aguacates con fruta dulce y azúcares: el aguacate combina bien con ensaladas, fruta ácida y almidones, pero mal con fruta dulce y azúcares. Los aguacates constituyen una de las mejores fuentes de grasa y proteína, pero son un alimento fuerte, por lo que no se debe abusar de ellos ni combinarlos con frutos secos, semillas y otras proteínas fuertes.

Tomates con frutas muy dulces o muy ácidas: aunque habitualmente se consideran una fruta ácida, los tomates que se cultivan en España apenas tienen acidez, especialmente si se comen bien maduros, por lo que soy partidaria, considerando su gran riqueza enzimática, de consumirlos con almidones y proteínas, pero nunca con frutas muy dulces ni muy ácidas. El tomate bien maduro no debe faltar en ninguna ensalada por su gran valor alcalinizante. Los verdes hay que dejarlos madurar hasta que estén rojos, debido a su alto contenido en tomatina, una sustancia tóxica.

Dos féculas o almidones distintos en la misma comida: esta es una de las peores combinaciones y, a pesar de ello, de las más practicadas. Por ejemplo, arroz con lentejas, potaje de lentejas y patatas, pan para «mojar» en un plato con patatas, arroz, legumbres, etc., o un bocadillo de tortilla de patatas.

Dos proteínas de distinta naturaleza: la putrefacción que ocasiona la mala digestión de las proteínas es una de las fuentes de mayor toxemia. Debemos evitarla a toda costa. La combinación de dos proteínas muy similares puede considerarse aceptable, como por ejemplo yogur en una salsa dentro de un menú en el que también se incluya algo de queso.

Algunos ejemplos de mala combinación de alimentos
Pan y patatas
Pan y arroz
Pan y garbanzos
Kiwi y plátano
Tomate y limón
Lentejas y arroz
Lentejas y patatas
Huevos y patatas
Plátano y limón
Jamón y melón

ALGUNOS EJEMPLOS DE MALA COMBINACIÓN DE ALIMENTOS
Carne y patatas
Pescado y arroz
Higos y nueces
Vinagre o limón en la ensalada con pasta, arroz o patatas
Leche y pan
Dátiles y almendras

ALGUNOS EJEMPLOS DE BUENA COMBINACIÓN DE ALIMENTOS
Pan o pasta con aguacate
Fruta de cualquier tipo (uvas, peras, plátano, etc.) con yogur o requesón
Patatas con verduras
Huevos con pan dextrinado
Pescado con limón
Carne con piña natural o papaya fresca
Ensaladilla rusa pero sin atún
Fruta con pan dextrinado
Fruta no ácida con copos de avena
Ensalada de hortalizas frescas SIN vinagre, con arroz (almidón)
Ensalada de hortalizas frescas CON vinagre, con setas (proteína)
Uvas con castañas
Fresas con miel y nata montada
Yogur con muesli
Quinoa con verduras salteadas

ALGUNAS RECETAS CREATIVAS

Aún conservo estas recetas de Marc Ams, de cuando fui su paciente en mis inicios del higienismo hace veintiocho años. Algunas las he modificado a mi gusto para simplificar, y ahora las comparto aquí contigo.

SOPAS

SOPA DE AJO

Para 1 persona:
1 ramita de tomillo
1 ramita de romero
1 hoja de laurel
Aceite de oliva
Perejil fresco, lo más verde posible
3-5 dientes de ajo
1 o 2 platos de tomates maduros naturales rallados en casa
¼ de litro de agua
2 rebanadas de pan dextrinado (opcional)
1 yema de huevo cruda (opcional)

1. Poner el agua a hervir junto con el tomillo, el romero y la hoja de laurel, durante 5 minutos.
2. Sacar las ramas y añadir el tomate rallado y el perejil, durante 5-10 minutos.
3. Apagar el fuego y añadir los dientes de ajo crudo y el aceite de oliva. Pasar por la batidora. Una vez en el plato, se pueden añadir 2 rebanadas de pan dextrinado y 1 yema de huevo cruda.

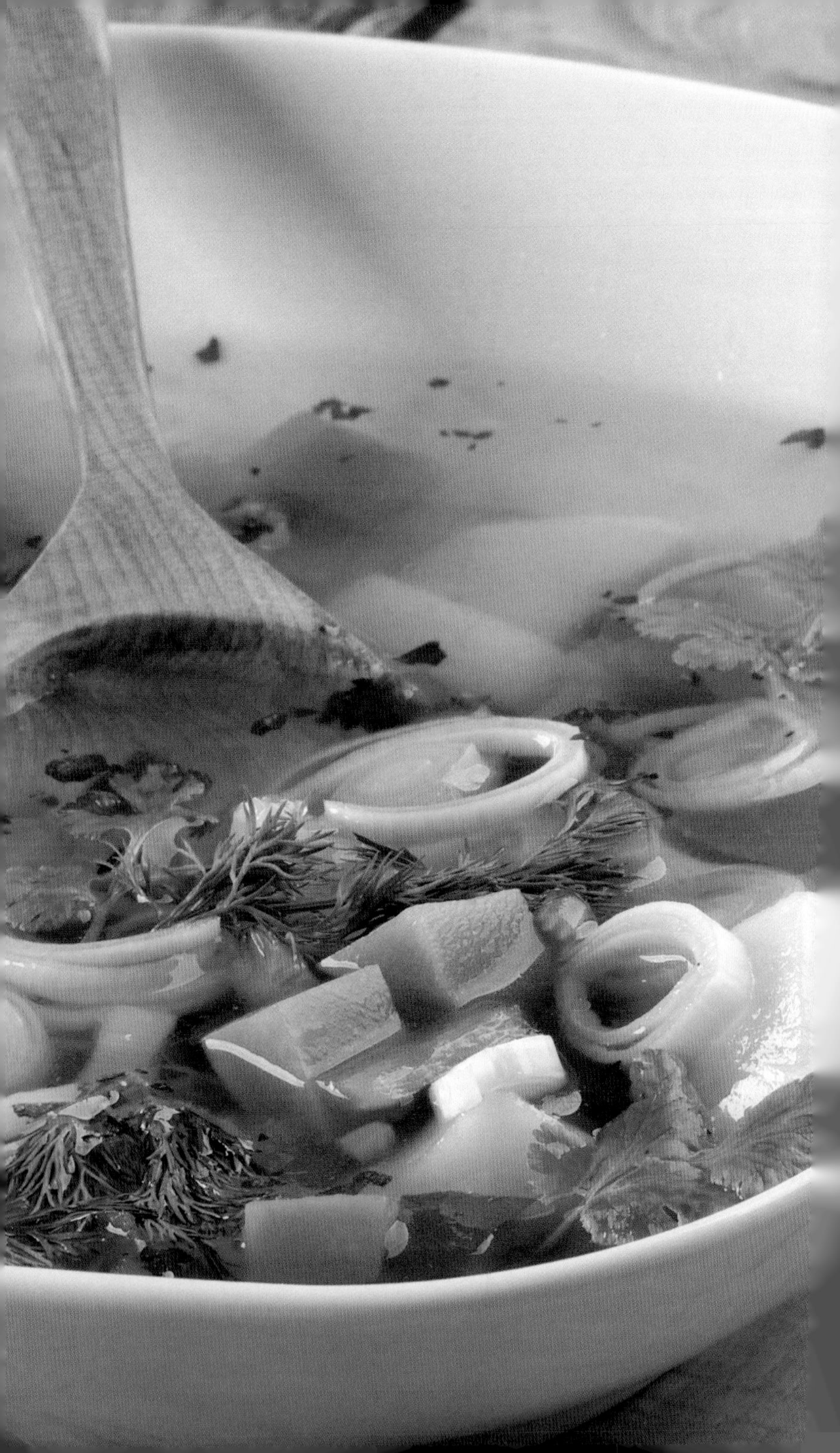

SOPA DE PATATAS Y ESPINACAS

Para 4 personas:

1 kg de patatas
1 cebolla
1 diente de ajo
2 litros de agua
1 plato hondo lleno de espinacas tiernas picadas
Aceite de oliva
½ yogur de cabra

1. Las patatas se pelan, se cortan en trozos pequeños y se cuecen en el agua con la cebolla y el ajo.
2. Unos instantes antes de apagar el fuego se añaden las espinacas y se remueve. Se apaga el fuego, se añade el aceite y se dejan las espinacas 10 minutos en la sopa, tapados.
3. Una vez en el plato y estando tibia, se añade el yogur.

CALDO VEGETAL CON HUEVO

Para 4 personas:

2 zanahorias
1 apio troceado
1 pimiento rojo troceado
¼ de judías verdes
2 alcachofas troceadas en cuatro cuartos
1 cebolla en rodajas
1 tomate maduro
Hierbabuena o menta al gusto
Aceite de oliva
4 huevos

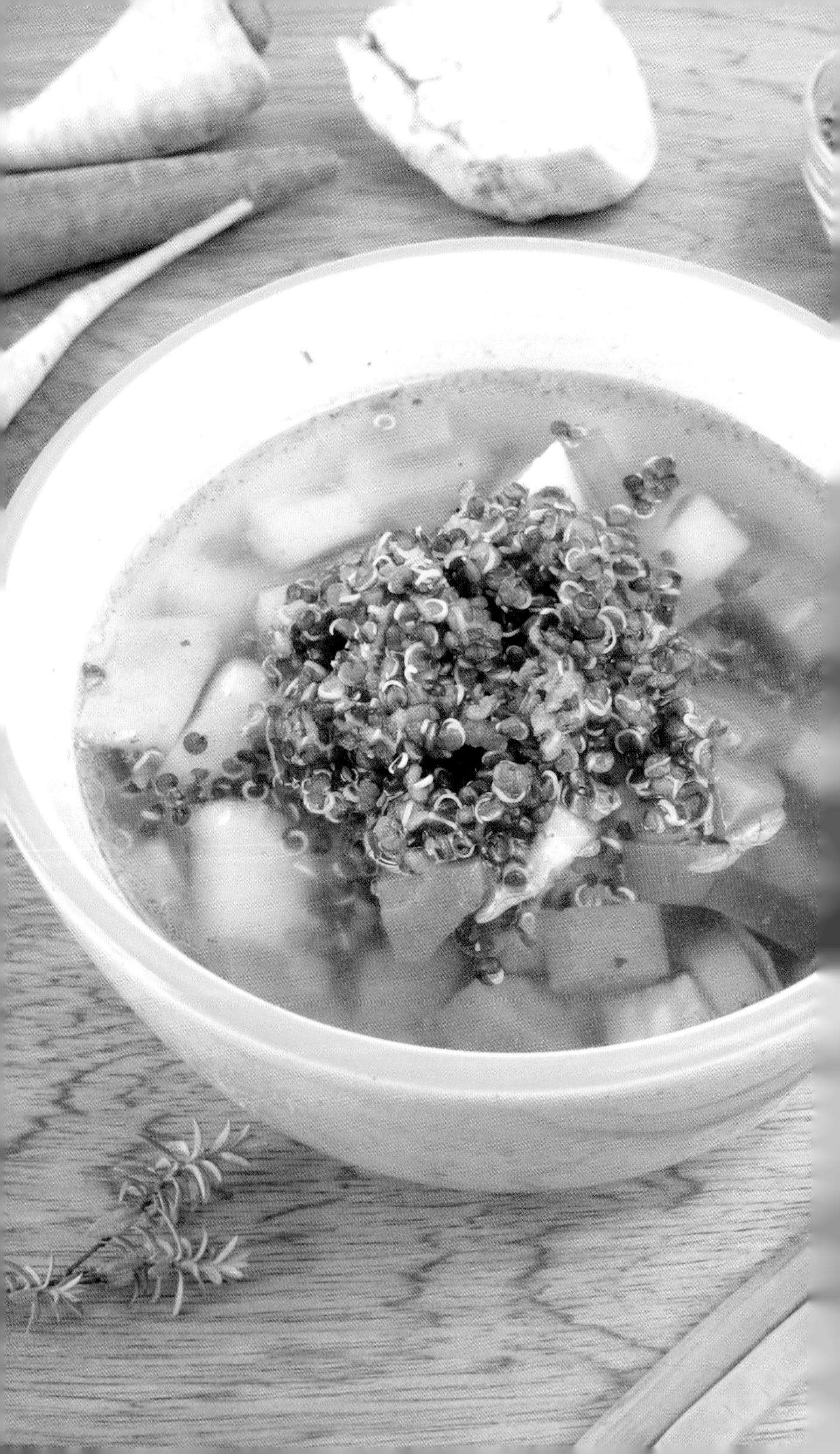

1. Cocinar en una olla con 1 litro de agua todos los ingredientes.
2. Al servir y en el mismo plato, añadir un huevo, de forma que quede semicocinado con el calor del caldo.

SOPA DE AVENA

Para 4 personas:

1 taza de avena en copos

2 zanahorias troceadas

1 apio pequeño troceado

1 cebolla troceada

1 cabeza de ajos pelados y troceados

1 manojo de espinacas

1. Cocinar a fuego lento todos los ingredientes menos las espinacas, que se añadirán a última hora para que queden semicocidas.

SOPA DE QUINOA AL CURRY

Para 4 personas:

50 g de quinoa

2 ramas de hierbabuena

1 huevo batido

Curry en polvo al gusto

1 litro y ½ de agua

1. Poner a cocer el agua con las ramas de hierbabuena.

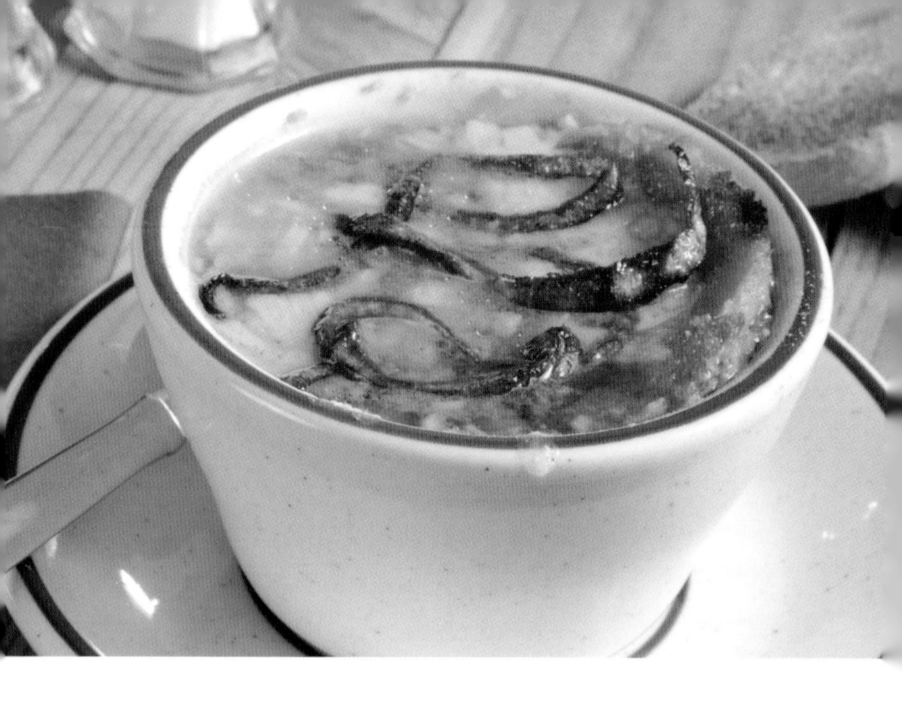

2. Cuando hierva, echar la quinoa y mover continuamente durante 10 minutos a fuego lento.
3. En el momento de servir, añadir los huevos batidos y sazonar con polvo de curry al gusto.

SOPA O CREMA DE CEBOLLAS

Para 4 personas:

1 kg de cebollas cortadas en rodajas
4 cucharadas soperas de harina integral de trigo o de espelta
Aceite de oliva
1 litro de agua

1. Rehogar la cebolla lentamente en el aceite hasta que esté dorada.

2. Añadir la harina y dorarla, agregando poco a poco un litro de agua caliente.
3. Remover constantemente y dejarlo a fuego lento durante 10 minutos.
4. Al servir añadir aceite de oliva.

Esta sopa es muy digestiva y sabrosa si después de preparada se pasa por el pasapuré para servirla en forma de crema.

SOPA DE BERENJENAS Y HIERBAS AROMÁTICAS

Para 4 personas:

2 berenjenas grandes troceadas
1 calabacín troceado
1 rama de apio troceado
2 tomates maduros troceados
1 cebolla cortada en dados
6 dientes de ajo troceados
1 pimiento rojo cortado en tiras
1 hoja de laurel
1 cucharada de tomillo en polvo
1 cucharada de romero en polvo
1 cucharada de orégano en polvo
1 cucharada de jengibre en polvo
1 cucharada de hierbabuena o menta seca en polvo
Aceite de oliva

1. Echar aceite en una olla y cuando esté caliente añadir la cebolla, los ajos y el pimiento. Rehogarlos un par de minutos.

2. Agregar el resto de los ingredientes y rehogarlo todo entre 8 y 10 minutos a fuego medio.
3. Añadir un vaso grande de agua y el aceite de oliva. Remover de nuevo y ponerlo a cocer durante 5 minutos a fuego lento.

SOPA CHINA DE PESCADO

Para 4 personas:

1 kg de pescado
2 zanahorias cortadas en rodajas
2 ramas de apio en trozos finos
3 cebollas en trozos finos
1 taza de brotes de soja
1 litro de agua
Aceite de oliva
Salsa china o tamari al gusto

1. Cocinar en la olla a presión el pescado y las zanahorias con el agua.
2. Escurrir el pescado y en el mismo caldo echar el apio, las cebollas, los brotes de soja, el aceite y el pescado desmenuzado sin espinas. Cocinar en la olla a fuego lento durante 5 minutos escasos (los vegetales tienen que quedar semicrudos).
3. Aderezar con salsa china o tamari al gusto.

SOPA DE APIO CON QUINOA

Para 4 personas:

300 g de apio bien verde, pero que no amargue
1 cabeza de ajos
1 cebolla
3 tomates
1 zanahoria
1 pizca de albahaca
2 cucharadas de aceite de oliva
1 litro de agua
100 g de quinoa

1. Echar en el agua hirviendo la quinoa, el apio cortado en trozos y la cabeza de ajos. Dejar hervir durante 20 minutos.
2. Agregar un poco de sofrito con muy poco aceite, la cebolla cortada fina, los tomates sin piel, la zanahoria

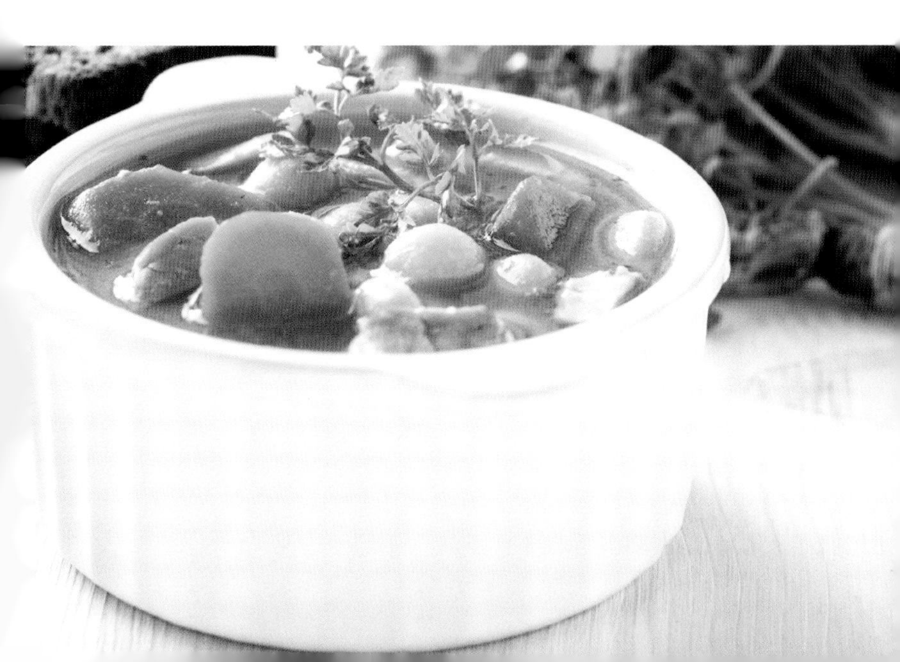

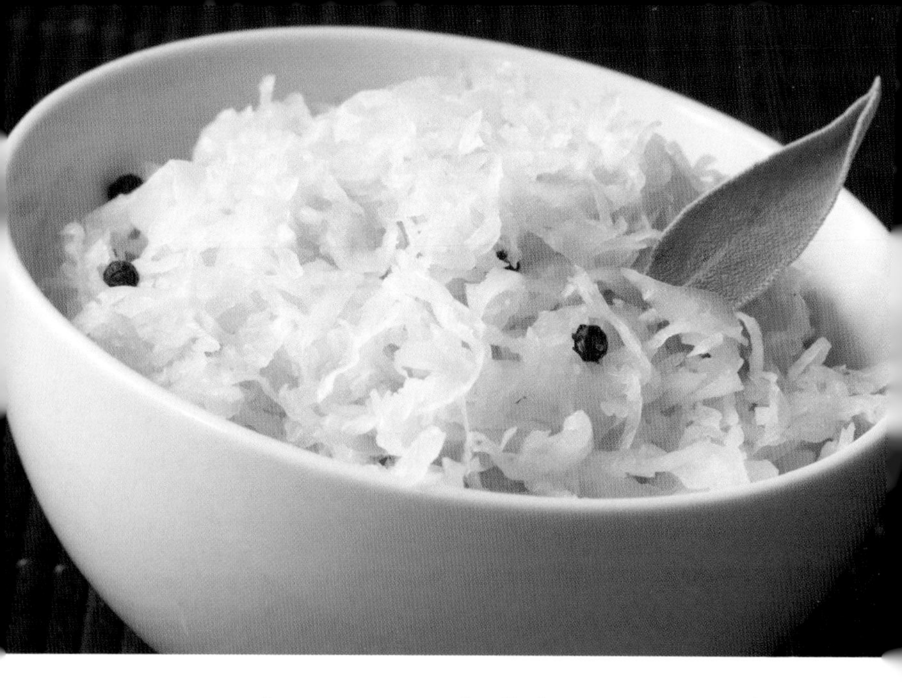

en rodajas y una pizca de albahaca. Mantener a fuego lento durante 5 minutos removiéndolo.

3. Apagar el fuego y añadir el aceite de oliva removiendo. Dejar reposar tapado 10 minutos y servir caliente.

RECETAS DE COL FERMENTADA DE MARC AMS

COL FERMENTADA CON POLLO

Para 4 personas:

1 pollo mediano asado al horno

½ kg de col fermentada

¼ de kg de aceitunas sin hueso

1 pimiento rojo cortado en tiras finas

1 cebolla cortada en tiras finas

6 dientes de ajo machacados

1 taza de aceite de oliva

1. Deshuesar y desmenuzar el pollo.
2. Rehogar en aceite la cebolla, los ajos y las tiras de pimiento (reservar algunas para decorar al final).
3. Añadir las aceitunas, la col fermentada y el pollo desmenuzado unos minutos después y rehogar unos 5 minutos más.
4. Servir en un molde redondo y adornar con tiras de pimiento y unas aceitunas.

COL FERMENTADA AL QUESO

Para 4 personas:

1 kg de col fermentada
4 pimientos rojos cortados en finas tiras
2 tazas de guisantes tiernos
¼ de kg de queso
Aceite de oliva

1. Untar una fuente para hornear con aceite de oliva. Añadir una capa de col fermentada, otra de pimientos, de guisantes y de queso. Repetir de nuevo la operación colocando las capas en el mismo orden.
2. Hornear a fuego medio durante 20 minutos.

TORTILLA DE COL FERMENTADA

Para 4 personas:

2 huevos
1 taza de col fermentada bien escurrida
Curry al gusto

1. Batir los huevos y añadir la col fermentada y el curry.
2. Cocinar lo preparado en forma de tortilla.

COL FERMENTADA CON PESCADO

Para 4 personas:

1 kg de col fermentada

½ kg de carne de cualquier pescado (ya cocinado)

Mahonesa casera

1. Mezclar la col con la carne de pescado bien desmenuzada y sin espinas.
2. Aderezar con una mahonesa hecha con abundante perejil y ajos.

ENSALADA DE COL FERMENTADA CON YOGUR

Para 4 personas:

1 kg de col fermentada

1 vaso de yogur

½ vaso de hojas de hierbabuena seca

1. Mezclar y servir bien frío.

ENSALADA REINA DE COL FERMENTADA

Para 4 personas:

½ kg de col fermentada

1 escarola pequeña troceada

2 ramas de apio troceados

1 pepino cortado en rodajas, con su piel

1 taza de guisantes

1 taza de rabanitos cortados en rodajas

2 pimientos rojos troceados
1 cucharada de comino en polvo
1 vaso de mahonesa
Huevos

1. Mezclar todos los ingredientes cortados, cubrir con la mahonesa y adornar con algunos guisantes, trozos de pimientos rojos y los huevos.

CEREAL CON COL FERMENTADA

Para 4 personas:

4 cucharadas de aceite de oliva prensado en frío sin refinar
1 cebolla picada o su equivalente en puerros
1 kg de col fermentada
½ litro de caldo vegetal
1 taza de cereal previamente hervido a elegir entre:
trigo sarraceno (hervir 35 minutos),
mijo (hervir 20 minutos),
quinoa (hervir 20 minutos) o
bulgur (añadir 1 tazón de agua hirviendo a 1 tazón de bulgur; dejar reposar hasta que se hinche y a continuación hervir al vapor)

Todos los cereales necesitan doble volumen de agua y hay que cocinarlos tapados a fuego lento.

1. Sofreír en el aceite la cebolla (o el puerro).
2. Una vez dorada, añadir la col fermentada y rehogarla.
3. Agregar el caldo vegetal y poner a cocer tapado 20 minutos.

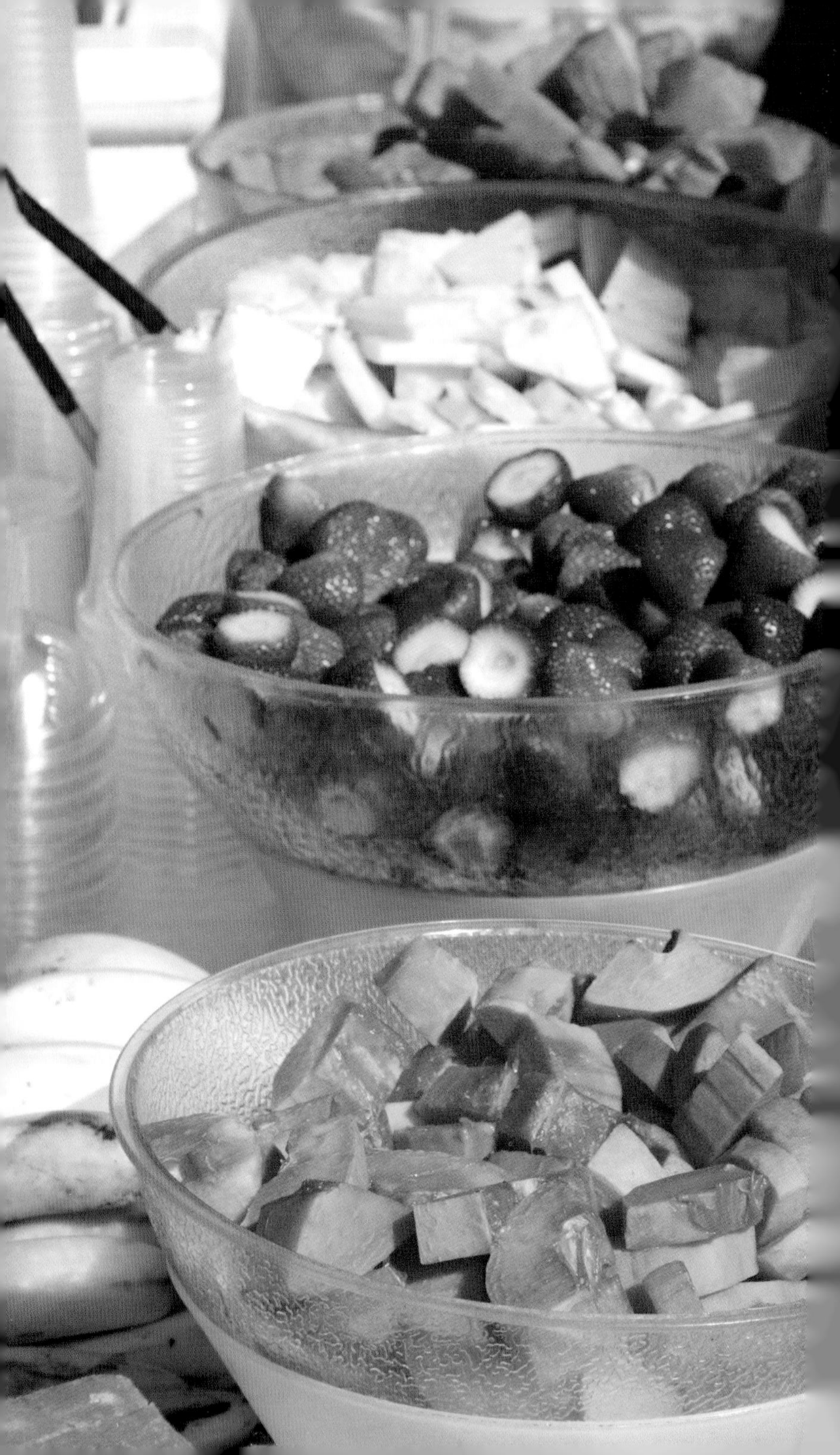

4. Los últimos 10 minutos antes de retirar del fuego, añadir el cereal elegido previamente hervido.
5. Se puede aliñar con tamari.

¡Gracias, Marc!

ALIMENTOS CRUDOS

Las frutas y hortalizas frescas contienen una gran cantidad de vitaminas y minerales, antioxidantes, enzimas y otros fitonutrientes protectores (clorofila, carotenos, etc.), además de constituir una excelente fuente de energía. Deben consumirse a diario en forma de zumos frescos, macedonias, ensaladas, al vapor, al horno o a la plancha. Sus mayores beneficios son un suministro de energía vital, bienestar intestinal, un enorme aporte antioxidante y un efecto remineralizante.

Aunque también pueden consumirse cocinados, los alimentos crudos son más recomendables, ya que alcalinizan el organismo, previniendo la desmineralización y algunas enfermedades degenerativas como la artritis. Por cierto, ¡el brócoli es muy rico en calcio! Las frutas y verduras de color naranja, como el melocotón, el albaricoque, el pimiento amarillo, la calabaza y la zanahoria, son ricos en betacaroteno y protegen la piel del sol, además de potenciar el bronceado.

LA FRUTA

Lo bueno de la fruta es que se puede comer en cualquier momento y prácticamente en cualquier lugar. Se pueden hacer comidas de frutas exclusivamente, es posible llevarla a la playa o de excursión, requiere poca o ninguna preparación,

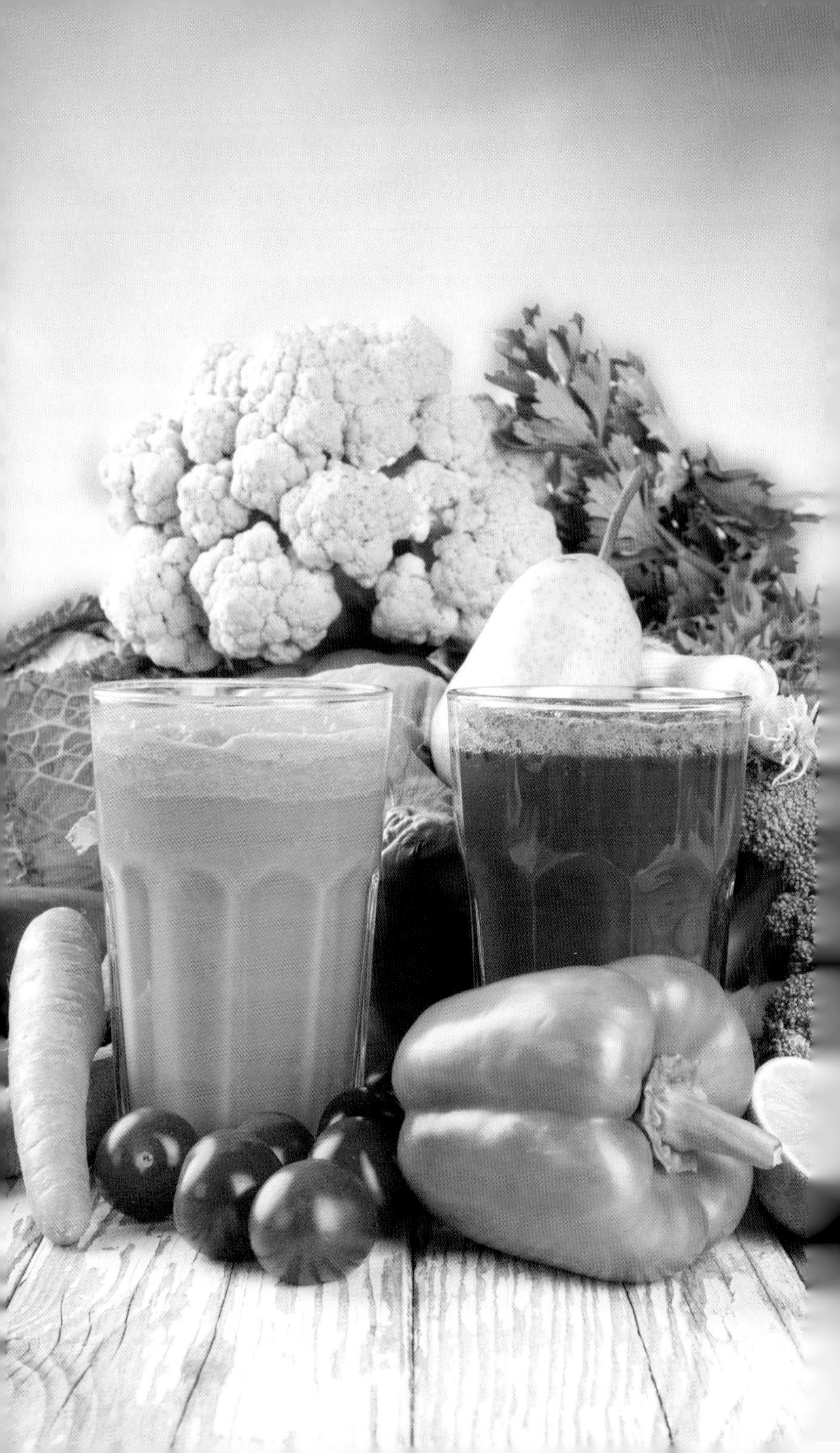

sacia la sed, refresca el intestino, no intoxica el organismo, facilita el tránsito intestinal y siempre está disponible.

La fruta fresca combina muy bien con yogures, fruta desecada (dátiles, uvas y ciruelas pasas, etc.), cereales integrales, muesli y pan dextrinado (se encuentra en tiendas de dietética), sobre el cual se puede poner 100 g de requesón o yogur y recubrir con mermelada de mirtilo. ¡Riquísimo!

LAS HORTALIZAS

En latín, la palabra equivalente a «vegetal» significa dar vida, animar. Los vegetales nos dan vida, nos proporcionan vitalidad y además existen cada vez más pruebas que demuestran que podemos emplearlos para prevenir y tratar muchas enfermedades.

Las hortalizas requieren un poco de preparación pero siguen siendo un alimento práctico y rápido de elaborar en platos de ensaladas y sopas frías, como el gazpacho o la *vichyssoise*. Son ricos en enzimas, minerales y vitaminas, y sobre todo en pigmentos protectores (clorofila y carotenos). De hecho, para evitar la leucocitosis, deberíamos comer el doble de alimentos crudos que cocinados (cuando están cocinados, el organismo los reconoce como invasores y solicita la intervención del sistema inmunológico). Alternando la ingesta de alimentos crudos y cocinados en una misma comida, engañas a tu cuerpo hasta tal punto que se reduce o se evita la leucocitosis. De esta manera el sistema inmunológico descansa y acumula fuerzas para cuando realmente se necesite su intervención.

Seguir la dieta mediterránea utilizando aceite de oliva virgen en solo tres meses reduce la presión arterial y los

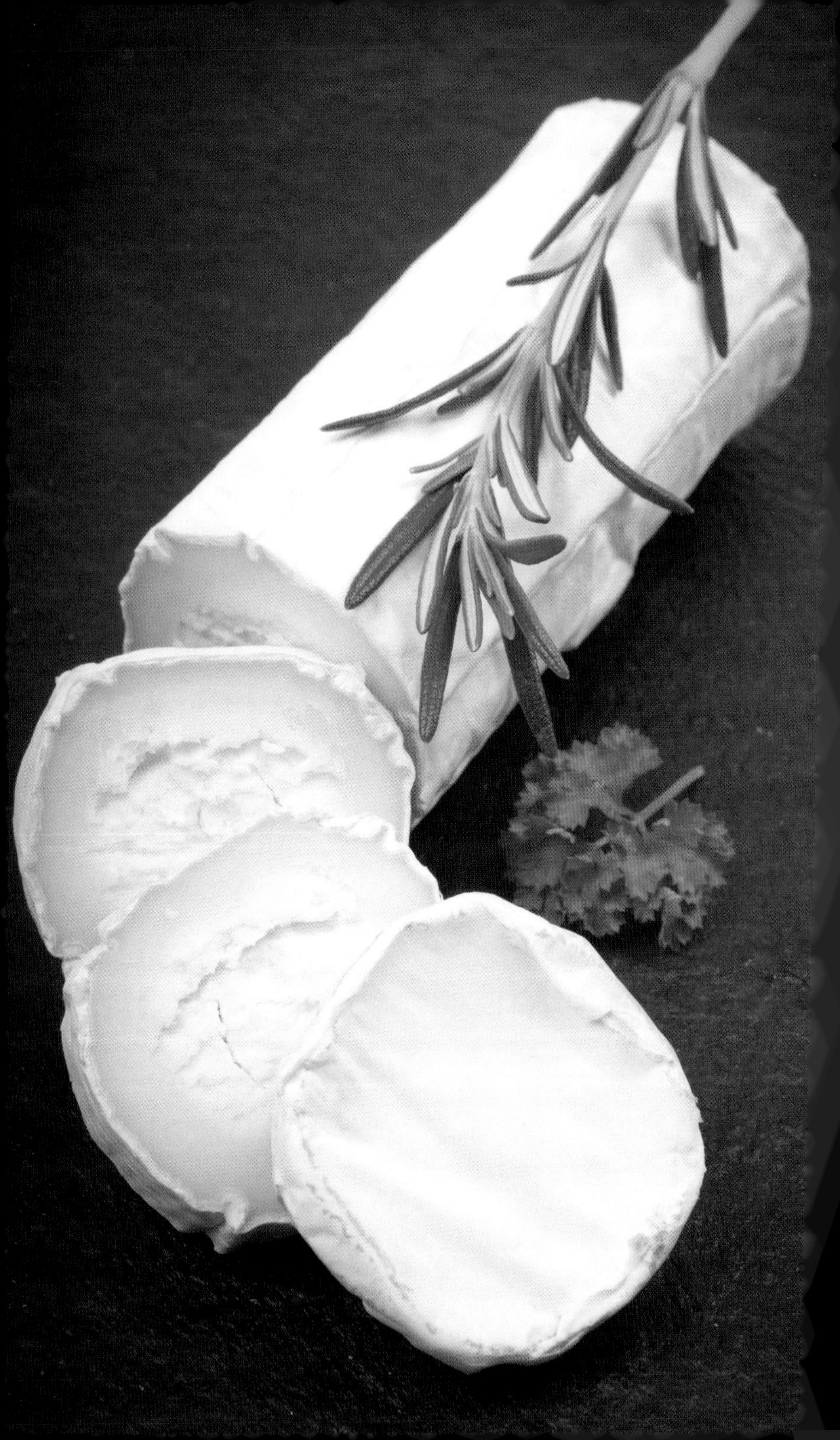

indicadores de inflamación, el colesterol alto, el nivel de glucosa y el índice de sensibilidad a la insulina.

IDEAS PARA LOS «INVITADOS INESPERADOS»

A lo largo de estos años he elaborado varias recetas propias, basadas en determinadas circunstancias que surgieron y teniendo en cuenta los gustos de mi hija –lo que le gusta a ella suele caer bien a mis invitados–. Cuando no esperas tener visitas, te toca improvisar, y con cuanto menos esfuerzo y coste, mejor, siempre y cuando queden satisfechos.

Es fácil. Siempre hay que tener en casa las provisiones necesarias. Es conveniente tener un *stock* de patés vegetales, paté de aceitunas, embutido vegetal, quesos, crackers de cereales, pan dextrinado (se conserva durante bastante tiempo) o biscotes de pan, aceitunas, un buen aceite y que nunca falten los tomates para restregarlos en el pan al estilo catalán, ¡maravilloso invento!

Siempre da un buenísimo resultado. Cada uno te imita y prepara lo suyo. Con unas zanahorias peladas, pencas de apio y aceitunas negras para ir picando, los invitados van conversando y opinando sobre cada componente sano y apetitoso.

Los chips o nachos bio son también un buen recurso para acompañar un guacamole improvisado sobre la marcha. Se puede hacer «dips» o salsitas en donde meter los chips. Los patés pueden rebajarse con aceite de oliva o yogur para que sean más cremosos para el efecto «dip».

El aguacate o el queso fresco de cabra en tostadas con olivada jamás falla. Se puede acompañar de crudités para picar o de peras y manzanas, y por supuesto para beber un té verde o incluso un zumo de manzana.

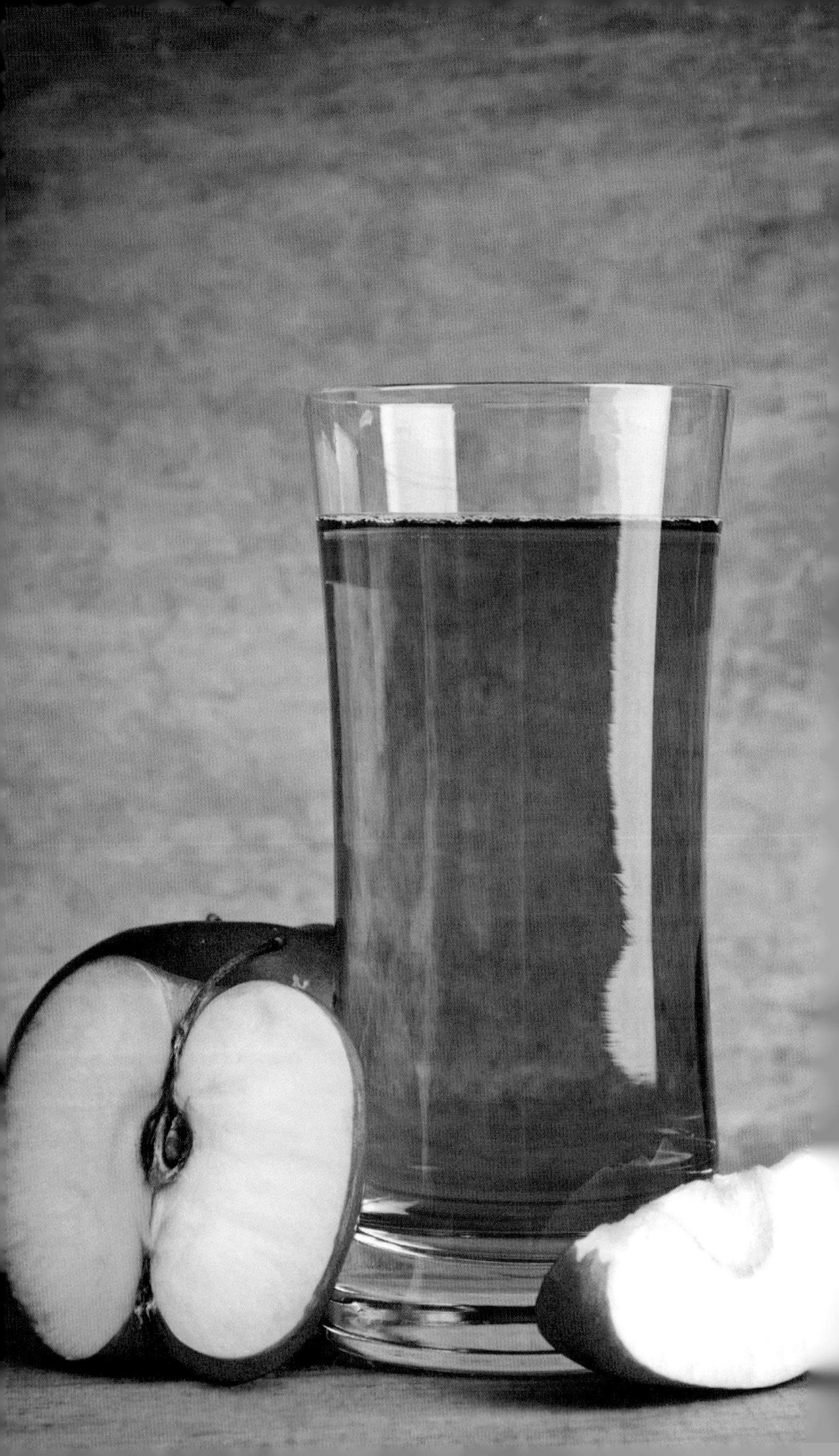

El tahín y el humus son excelentes recursos para esos momentos de indecisión cuando hay hambrientos en casa. ¡Se conservan bien durante bastante tiempo, por lo que no deben faltar en la despensa de reservas!

IDEAS PARA UN CUMPLEAÑOS FELIZ Y SANO

Hay alternativas sanas a la mayoría de los no deseables comestibles que a los pequeños golosos les encanta decorar:

- Crema de algarroba para untar en pan, galletas y crackers.
- Bizcocho o magdalenas naturales caseras con miel biológica y sin leche de vaca. Se pueden comprar hechas y dejar que los niños las decoren a su gusto con crema de algarroba, con yogur y mermelada natural, con flan o con natillas bio.
- Galletas integrales.
- Zumos naturales, sobre todo de manzana.
- Leche de arroz o avena con polvo de algarroba o sola, tal cual.
- Fruta desecada, dátiles, uvas pasas, etc.
- Barritas de cereales integrales.
- Yogur natural.
- Golosinas naturales que puedes encontrar en las tiendas de productos bio.

IDEAS PARA SEDUCIR SANAMENTE

- Fresas con nata montada sin azúcar pero sí con polvo de sirope de ágave.

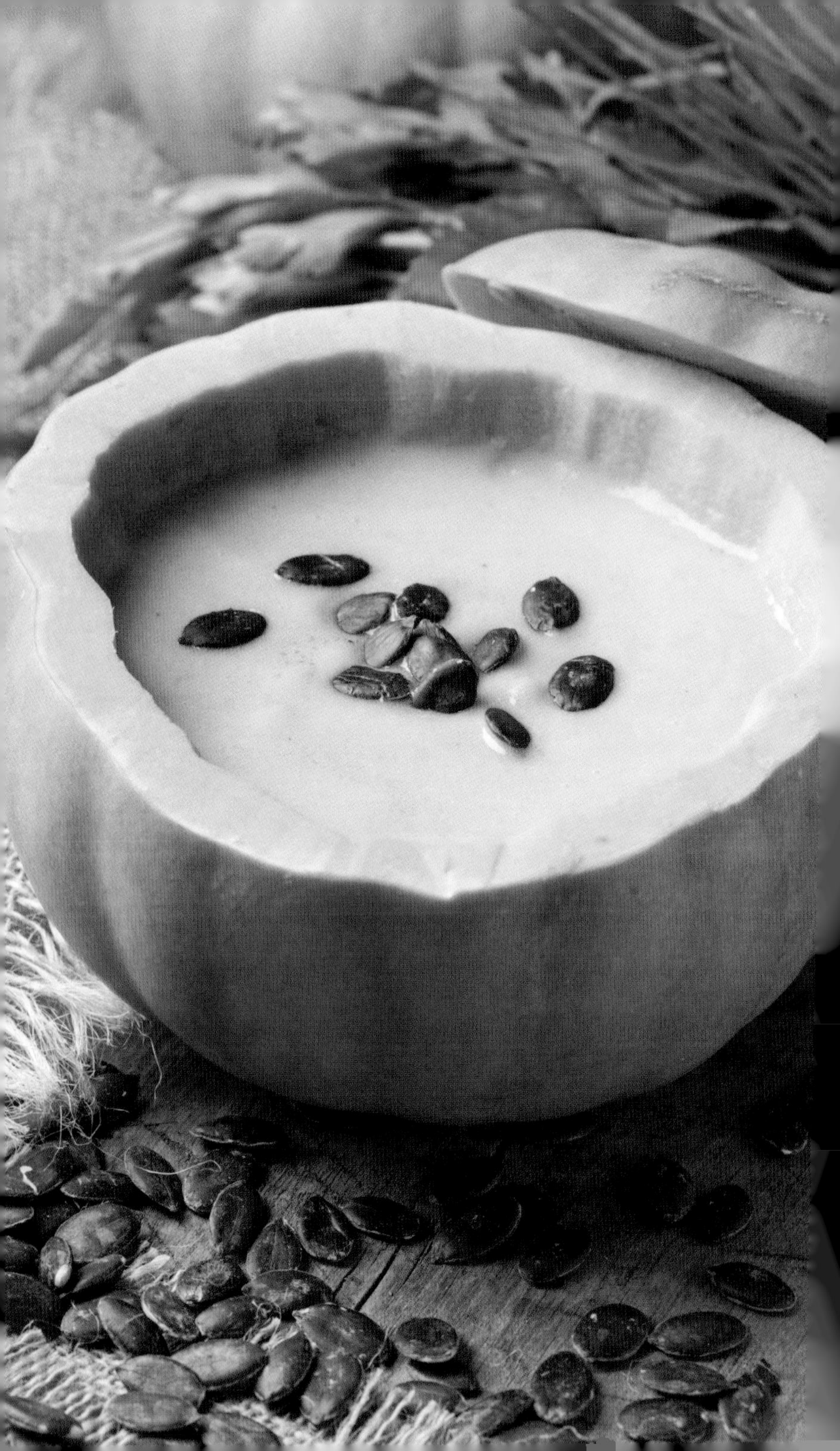

- Algarroba en tableta o en forma de crema para untar sobre galletas o bizcocho.
- Halva (semillas de sésamo en polvo con miel hasta crear una pasta dura) que se come como un dulce.
- Horchata de almendras dulces batidas y endulzadas con miel biológica.
- Cóctel de menta, que consiste en pasar por la licuadora apio, piña y menta fresca, añadiendo agua al final. Debe tomarse media hora antes de una cena compuesta de ensalada con hojas frescas de menta, infusión de menta, habas a la menta y ¡un baño de menta! Si no otra cosa, al menos olerá estupendamente...

EL CÁNCER: ALIMENTOS Y BEBIDAS PARA INCLUIR EN LA DIETA

- Caldo alcalinizante: col, puerro, apio, nabo, zanahoria, cebolla, perejil fresco y jengibre.
- Zumo de limón con stevia y agua templada.
- Crema de calabaza: calabaza, cebolla, puerro y zanahoria.
- Arroz rojo, integral o yamaní con verduras al vapor y aliñado con aceite bio de sésamo o ajonjolí y gomasio con muy poca o nada de sal.
- Manzanas y peras en forma de compota con canela en polvo y sin azúcar.
- Yogur con manzana, apio, col fermentada y jengibre rallado.
- Crema de avena con yogur de cabra, un poco de miel biológica y manzana rallada.
- Patatas en forma de puré con nabo, zanahoria, apio, puerro y jenjibre.

- Sopa de vegetales y lentejas pardinas con cúrcuma y jengibre.
- Brócoli o coliflor con patatas al vapor, aceite de oliva, comino y cúrcuma en polvo.
- Compotas de frutas: manzana, pera y melocotón, sin azúcar.
- Zumos vegetales: zanahoria, remolacha roja fresca, apio, manzana y jengibre.
- Tés e infusiones: té verde, yogi con especias, bancha, de loto, etc.

PLATOS QUE PUEDES ELEGIR EN RESTAURANTES CONVENCIONALES

- Ensalada de primer plato. Pide que te la sirvan sin aliñar y la aliñas a tu gusto según lo que vayas a elegir de segundo plato.
- Verduras de la temporada: si hubiera alcachofas, habas, guisantes frescos, col, judías verdes etc., pídelas para acompañar el plato principal y así evitas combinar mal los ingredientes.
- Pasta, arroz o patatas, etc. Pide la pasta con la salsa aparte y si quieres optar por la versión sin lácteos, asegúrate antes de que no lleve nada de leche, nata, mantequilla, queso de vaca, etc. Si les resultas «pesado», di que tienes alergia y así suelen atenderte mejor (no olvides cancelar ese decreto en tu mente, recuerda que el universo toma nota de todo, así que a cancelar y a rectificar). De postre, mejor manzana o pera o en su ausencia pide un té verde o similar.

- Carne, pescado, huevos, quesos. Pregunta qué lleva de acompañamiento y negocia cambiar las patatas fritas u otros fritos o carbohidratos por verduras o ensalada. También pide el plato con salsa aparte. Puedes añadir vinagre o limón a la ensalada en los platos de proteína como en este caso. La piña será la mejor opción de postre.
- Si no hay platos demasiado apetecibles, opta por la ensalada y toma pan con aceite, si es de buena calidad. Es preferible comer así en vez de cargar el aparato digestivo con malas mezclas.
- Otra opción sería pedir una tortilla o un par de huevos fritos con pan como pecado delicioso. Es incompatible, pero para mí perdonable por lo bueno que está... ¡Un día es un día! ¡Alimentación inconsciente conscientemente! Pide ensalada para acompañar, luego un té verde y a pasear un largo rato para hacer la digestión.
- Si vas a tomar alcohol durante una comida en un restaurante, antes de salir de casa toma un puñado de almendras. Una cucharada grande de lecitina de soja hará la misma función. La capa de grasa que forma en

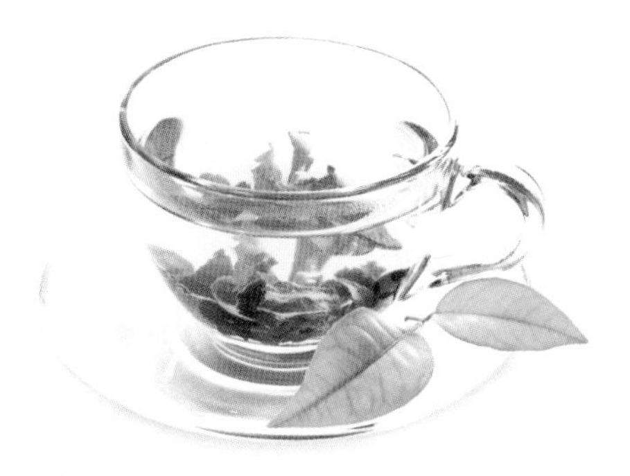

el estómago impide que el alcohol suba a la cabeza. En mi país, Irlanda, son muy aficionados a la cerveza y al whisky, y cada vez más al vino. El cardo mariano o silimarina (hierba para el hígado) debería ser el mejor aliado.

OPCIONES PARA LLEVAR AL TRABAJO O AL COLEGIO

- Fruta y barritas de cereales integrales.
- Leche vegetal, galletas integrales o crackers de cereales integrales con crema de algarroba, crema de almendras o tahín con miel (halva).
- Plátanos maduros.
- Frutos secos: nueces, almendras, etc.
- Fruta desecada: dátiles, ciruelas o uvas pasas, orejones de melocotón o de albaricoque, etc.
- Gazpacho o sopa vegetal/consomé, u hojas verdes sueltas, tomates cherry, zanahorias peladas y algunas

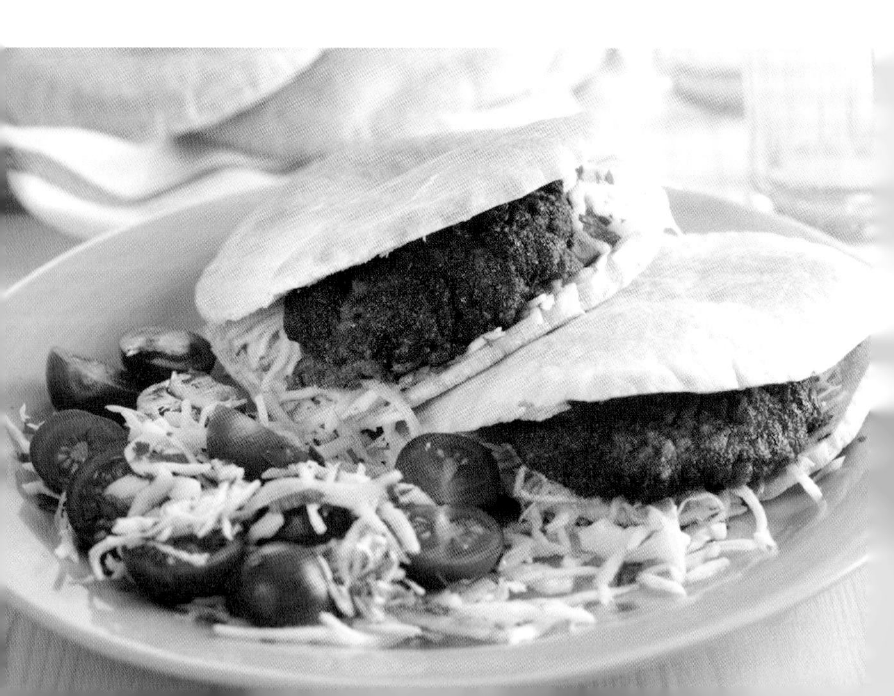

aceitunas negras. Todo lavado y listo para comer con las manos. Acompaña con pan integral y paté vegetal o aceite de oliva, o bien medio aguacate o embutido vegetal.

- Potaje de legumbres con verduras en un termo. Una manzana.
- Arroz con verduras, frío o caliente. Acompaña de ensalada previamente lavada para comer con los dedos. Manzana.
- Ensalada de pasta integral con zanahoria rallada, pimientos rojos y verdes, cebolla tierna, tomate cherry, aceitunas negras y ocasionalmente tofu pasado por la plancha o queso fresco de cabra. Manzana.
- Puré de verduras y huevo duro. Manzana.
- Bocadillo de pan de pita con hamburguesa vegetal, lechuga, chucrut, zanahoria rallada, tomate, brotes de alfalfa y aceite de oliva.
- Tortilla a la francesa o vegetal, pan dextrinado, tomates cherry y manzanas.
- Croquetas de mijo, de avena o de arroz con zanahoria, tomate cherry, manzanas y yogur de cabra.
- Quinoa con apio, tomate cherry, cebolla tierna, zanahoria. Manzana.
- Ensalada de cuscús con pimientos, cebolla tierna o ajo crudo, guisantes tiernos hervidos y tomate cherry.

ZUMOS VEGETALES PARA TOMAR EN EL MOMENTO DE SU PREPARACIÓN

- Apio, zanahoria, manzana y jengibre.
- Remolacha roja, piña y jengibre.

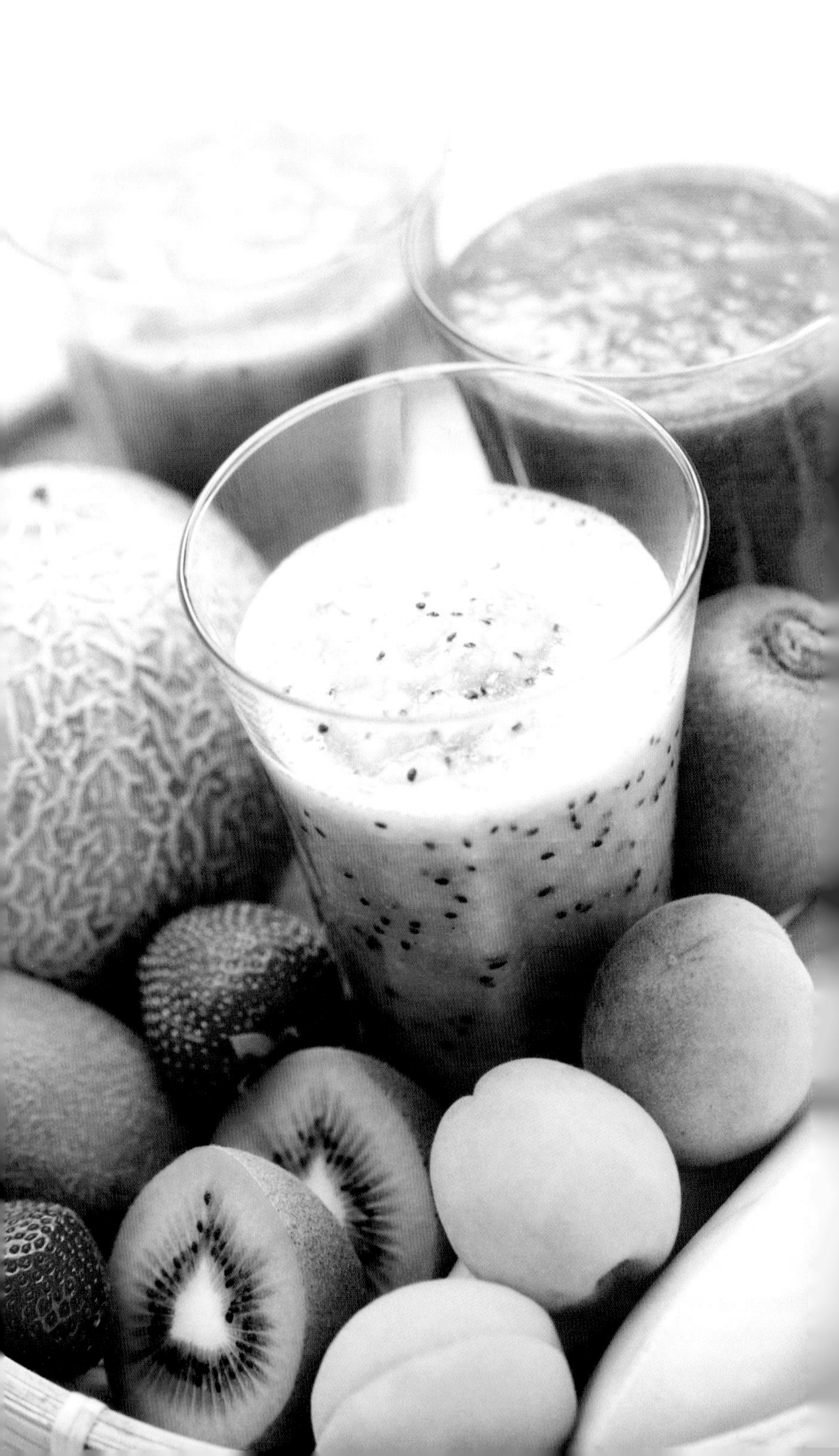

- Remolacha y zanahoria.
- Tomate, zanahoria, perejil, pepino, cebolla tierna y pimiento verde y rojo.
- Calabaza, zanahoria y manzana.
- Apio, hinojo fresco, perejil, jengibre y manzana.
- Espinacas, piña y zanahoria.
- Col fermentada con piña.
- Zanahoria, nabo, manzana y col lombarda.
- Calabaza, papaya y manzana.
- Col blanca, zanahoria, manzana y apio.
- Zumo de limón, hojas de menta fresca y miel.

BATIDOS O ZUMOS DE FRUTAS

- Naranja y fresa.
- Naranja o mandarina y limón.
- Manzana, pera, piña y fresa.
- Piña y fresa.
- Melocotón y ciruela.
- Sandía y pera.
- Melón y pera.
- Yogur con kiwi y fresa.
- Yogur con melocotón y pera.
- Yogur con albaricoque y dátiles.
- Yogur con cerezas.
- Yogur con níspero y cereza.
- Yogur con compota de manzana y fresas.
- Batido de leche de almendras con pera, manzana y galletas integrales.
- Batido de leche de arroz con gofio de maíz/millo, pera, papaya y mango.

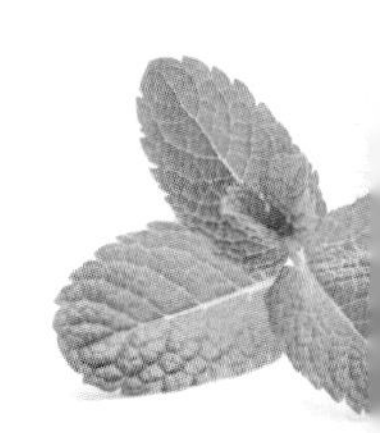

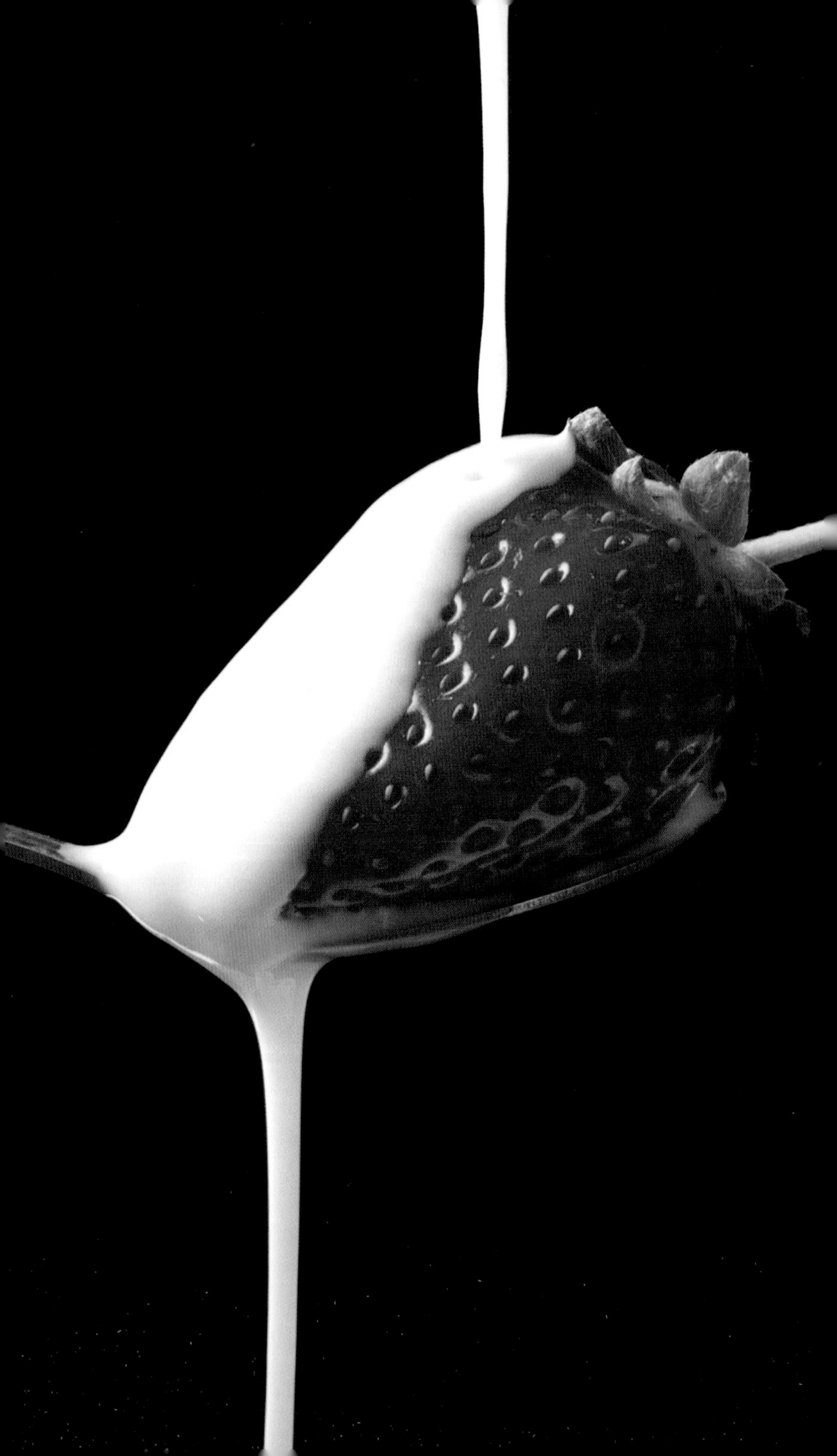

- Batido de leche de avena con copos finos de avena, compota de manzana y pera.

CONTROL DE PESO

Se recomienda seguir las pautas de la dieta disociada pero en este caso en especial dando prioridad a los alimentos crudos.

En cada comida se debe tomar la misma proporción de alimento crudo que cocido: bocado de uno, bocado de otro. De esa forma se ingieren menos calorías y más volumen, y se llega a la saciedad más rápido y de manera más sana.

Los alimentos deben ser correctamente combinados ya que una mala combinación producirá toxinas que terminan almacenándose en forma de grasas o retenidas en forma de líquidos, lo que provoca hinchazón y como consecuencia un aumento de talla.

Cuando se produce una correcta digestión, evacuación y desintoxicación de forma natural y continua, el cuerpo va equilibrándose y recupera su peso normal.

UN SIMPLE EJEMPLO PARA UN DÍA DE CONTROL DE PESO

Desayuno

- Zumo de limón con agua y un poco de miel, o zumo de piña recién exprimido, luego espera media hora.
- Fruta abundante de la estación con yogur, gofio de maíz o copos de avena y melaza de caña.

Media mañana

- Fruta de la temporada.

Comida

- Zumo vegetal o caldo vegetal.
- Ensalada abundante, verdura de la estación con patatas hervidas o al vapor y aliñadas con aceite de oliva. Una manzana.

Media tarde

- Leche vegetal con Yannoh (achicoria) y crackers de cereales integrales con tahín o crema de almendras sin endulzar, manzanas.

Cena

- Ensalada de tomate y cebolla tierna o gazpacho.
- Crema de verduras y huevo o 100 g de queso fresco.
- Piña fresca.

¿MENÚS PARA CELÍACOS?

La dieta disociada es apta para todo tipo de personas adaptándola a las necesidades de cada uno. En este caso debemos tener muy claro los alimentos que puedan contener gluten, sean sanos o no. Luego se elaboran los menús para celíacos prescindiendo de ellos. Así de simple.

ALIMENTOS QUE PUEDEN CONTENER GLUTEN

Aquellos que por naturaleza no contienen gluten, pero pueden llegar a incorporarlo por el proceso tecnológico al que son sometidos, son los siguientes:

- Embutidos: chóped, mortadela, chorizo, morcilla, salchichas, etc.
- Patés de cerdo.

- Quesos fundidos, para untar, de sabores, especiales para pizzas, etc.
- Conservas de carne, albóndigas y hamburguesas.
- Conservas de pescado en salsa o con tomate frito.
- Salsas, condimentos y colorantes alimentarios.
- Sucedáneos de café, chocolate y cacao y otras bebidas de máquina.
- Frutos secos tostados o fritos con harina y sal.
- Caramelos y golosinas.
- Algunos tipos de helado.

ALIMENTOS QUE CONTIENEN GLUTEN

Los siguientes son productos elaborados a partir de los cereales prohibidos para los celíacos:

- Pan, harina de trigo, cebada, centeno, kamut y espelta.
- Bollos, pasteles y tartas.
- Galletas, bizcochos y productos de repostería.
- Pasta alimenticia: fideos, macarrones, tallarines, etc.
- Higos secos.
- Bebidas destiladas o fermentadas a partir de cereales: cerveza, agua de cebada.

CEREALES/SEMILLAS QUE NO CONTIENEN GLUTEN

- Arroz.
- Maíz.
- Quinoa.
- Mijo.
- Trigo sarraceno (alforfón).
- Amaranto.
- Sorgo.
- Teff.

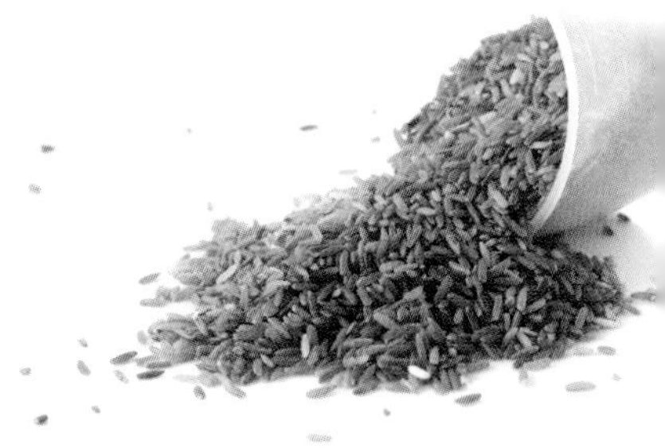

IDEAS PARA PEREZOSOS QUE NO QUIEREN PENSAR DEMASIADO Un ejemplo de menú para una semana		
LUNES		
Desayuno	Comida	Cena
Zumo de limón con un poco de miel biológica y agua. Media hora después fruta de la estación y un yogur con gofio de maíz, melaza de caña con seis dátiles.	Ensalada multicolor y arroz con verduras y doce avellanas tostadas. Manzana.	Ensalada de tomate, cebolla, aceitunas negras y queso fresco de cabra. Piña natural.
MARTES		
Desayuno	Comida	Cena
Té verde, tostadas de pan con tomate y aceite de oliva, medio aguacate. Manzanas.	Ensalada básica con chucrut. Lentejas con apio y jengibre. Peras.	Fruta y pan dextrinado, 100 g de requesón y mermelada de arándanos.
MIÉRCOLES		
Monodieta de fruta de la estación o ayuno de agua. Otra opción es ingerir solo alimentos crudos todo el día. Frutas y hortalizas, frutos secos, germinados de alfalfa, y medio aguacate. Día de limpieza intestinal. Y si prefieres comer normal:		
Desayuno	Comida	Cena
Fruta de la estación, yogur con cereales crujientes tipo granola o galletas integrales.	Ensalada, potaje de legumbres con verduras, manzana.	Crema de verduras, tortilla de chucrut con curry, manzana.

IDEAS PARA PEREZOSOS QUE NO QUIEREN PENSAR DEMASIADO Un ejemplo de menú para una semana		
JUEVES		
DESAYUNO	COMIDA	CENA
Zumo de cítricos: limón, naranja, mandarina o piña natural. Espera media hora y luego come fruta de la estación y toma dos cucharadas soperas de copos finos de avena en agua caliente. Deja que absorba el agua y luego añade miel, un puñadito de uvas pasas y un yogur.	Ensalada variada con medio aguacate y un plato de pasta integral con salsa de tomate, cebolla, ajo y orégano. Manzana o papaya.	Ensalada o gazpacho y una tortilla de espinacas. Piña fresca.
VIERNES		
DESAYUNO	COMIDA	CENA
Batido de frutas de la estación. Media hora más tarde toma un bol de leche vegetal con muesli, granola o cereales inflados. Una pera.	Ensalada multicolor y quinoa con verduras de la estación, acompañada con salsa guacamole. Papaya o manzana.	Puré de verduras, 100 g de queso fresco, pan dextrinado con tomate, orégano, cebolla tierna y aceite de oliva con olivada.

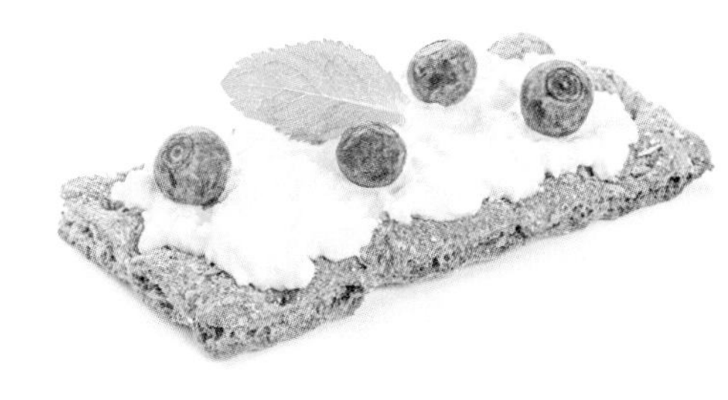

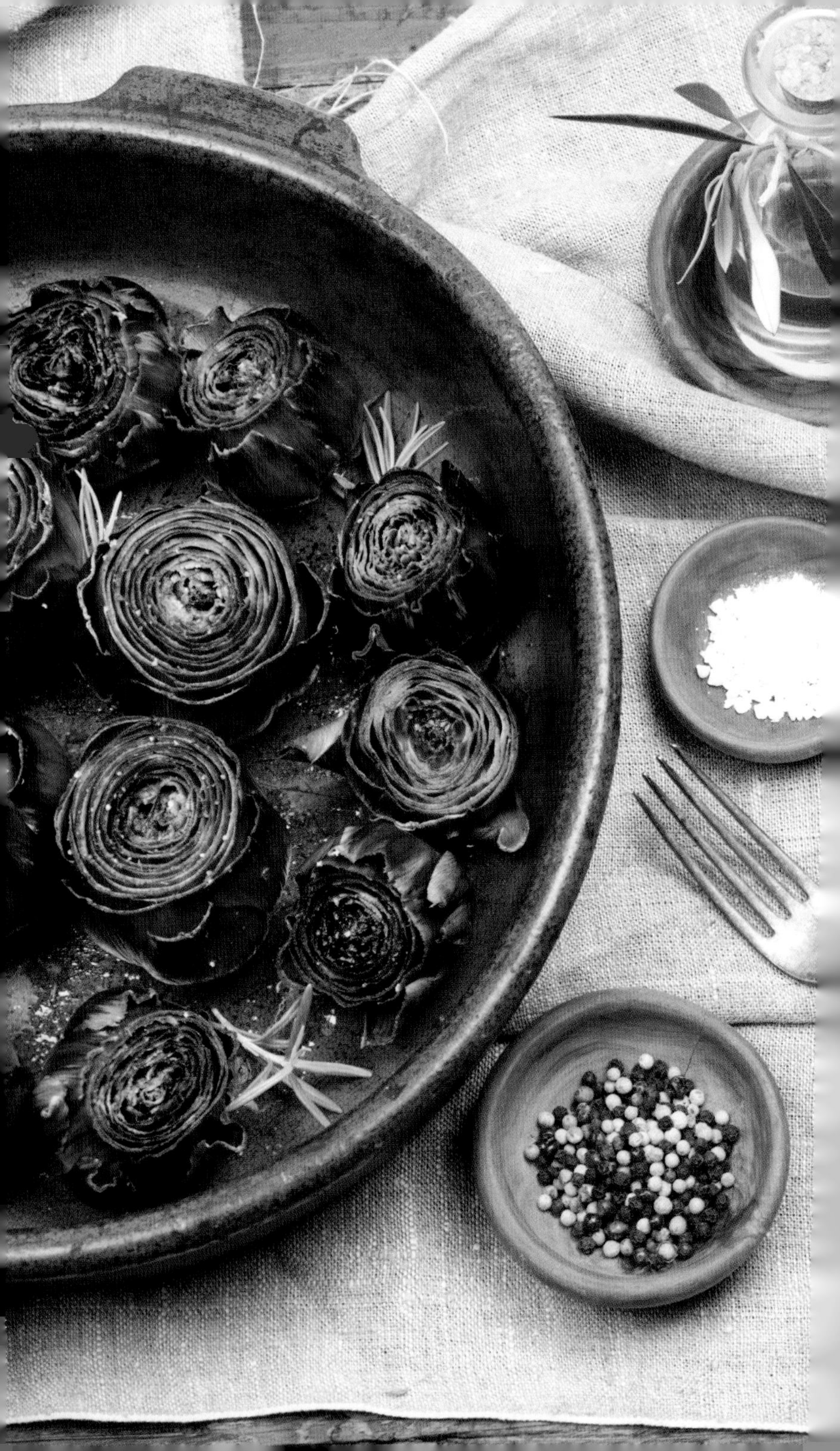

IDEAS PARA PEREZOSOS QUE NO QUIEREN PENSAR DEMASIADO Un ejemplo de menú para una semana		
SÁBADO		
DESAYUNO	COMIDA	CENA
Té verde. Croissant o brioche de espelta bio con mantequilla bio y mermelada casera o con crema de algarroba o avellana. Acompaña de yogur natural y manzanas al gusto.	Ensalada multicolor con chucrut. Pescado, carne o ave a la plancha o al horno o tofu, seitan o tempeh para los vegetarianos. Acompaña con verduras de la temporada. Piña.	Fruta y crackers de cereales integrales con 100 g de requesón y mermelada de arándano untada por encima.
DOMINGO		
DESAYUNO	COMIDA	CENA
Sopa de frutas de la estación: zumo de naranja o de sandía si es temporada o agua con miel. Añade peras, manzanas, fresas si hay, seis dátiles, uvas pasas y pan dextrinado a trozos. Polen, una cucharada de postre, bien ensalivado, o un yogur.	Zumo de zanahoria, manzana, remolacha roja y jengibre fresco. Una gran ensalada de hortalizas frescas y brotes de alfalfa. Alcachofas al horno servidas con alioli. Patatas al horno bien crujientes con su piel, servidas con aceite de oliva, pimienta negra, comino en polvo, ajo crudo picado muy fino y olivada. ¡Deliciosas! Manzanas o compota de manzana sin azúcar.	Ensalada de manzana, apio, cebolla tierna, hinojo fresco y yogur. Tofu o setas a la plancha con tamari en pan dextrinado.

CONSEJOS SOBRE ALIMENTACIÓN

Si deseas mantener o recuperar la salud y sentirte bien, aquí tienes unos consejos que te ayudarán a lograrlo:

- Aumenta el consumo de alimentos crudos: frutas, hortalizas y germinados.
- Respeta la compatibilidad de los alimentos.
- Prescinde de los nitritos que se encuentran en el cerdo y sus derivados.
- Elimina la grasa de la carne, ya que los residuos químicos se concentran allí.
- Evita frituras y no reutilices el aceite, pues ya está oxidado.
- Emplea aceites prensados en frío y sin refinar.
- No consumas grasas hidrogenadas (margarinas ni comidas preparadas), ya que son cancerígenas.

- Utiliza fuentes óptimas de grasas, como el aguacate, el aceite de oliva y las semillas oleaginosas, entre otras.
- Huye de productos que no especifiquen el aceite utilizado.
- El aceite de germen de trigo comienza a ponerse rancio una semana después de ser extraído. Asegúrate de que la fecha de fabricación sea inferior a un mes y guárdalo en la nevera. Compra solo botellas pequeñas.
- Preferiblemente, prepara las harinas en casa con un molinillo y consúmelas en tres días, ya que la harina empieza a enranciarse desde el mismo momento que se muele. Evita el germen de trigo.
- Elimina el azúcar refinado, el azúcar moreno y los edulcorantes artificiales, igualmente dañinos, como el sorbitol, la fructosa, la lactosa y el aspartamo. El azúcar blanco se puede sustituir por miel, melaza de caña, stevia o miel biológica.
- Limita la sal (ya sea de cocina, marina, refinada o de régimen) o sustitúyela por especias, sobre todo ajo, cebolla, perejil, salvia, clavos de olor, romero, orégano, etc., que contienen potentes antioxidantes. O al menos usa sal del Himalaya.
- Evita el estreñimiento y la putrefacción intestinal. Esto se logra respetando la compatibilidad de los alimentos. La putrefacción intestinal es uno de los principales desencadenantes de los radicales libres y está implicada en el cáncer intestinal, entre otros. Prepara infusiones con albahaca, menta, romero, hinojo, salvia, tomillo, orégano y canela, y consume ajo, cebolla, cebollino, yogur con semillas de lino y chucrut; esto

constituye un método excelente para inhibir los procesos de putrefacción y corregir el estreñimiento. La fibra asegura un tránsito intestinal rápido para que las toxinas se eliminen antes de que se adhieran a las mucosas del tracto digestivo. Las fibras de avena, psylluim y pectina son las más efectivas, ya que absorben las toxinas, se hinchan y producen una gelatina que favorece el deslizamiento de las heces.

- Evita los alimentos curados, que contienen nitratos y nitritos, los cuales se convierten en NITROSAMINAS, una de las posibles causas del cáncer. Carnes ricas en estas sustancias son el beicon, las salchichas, la carne

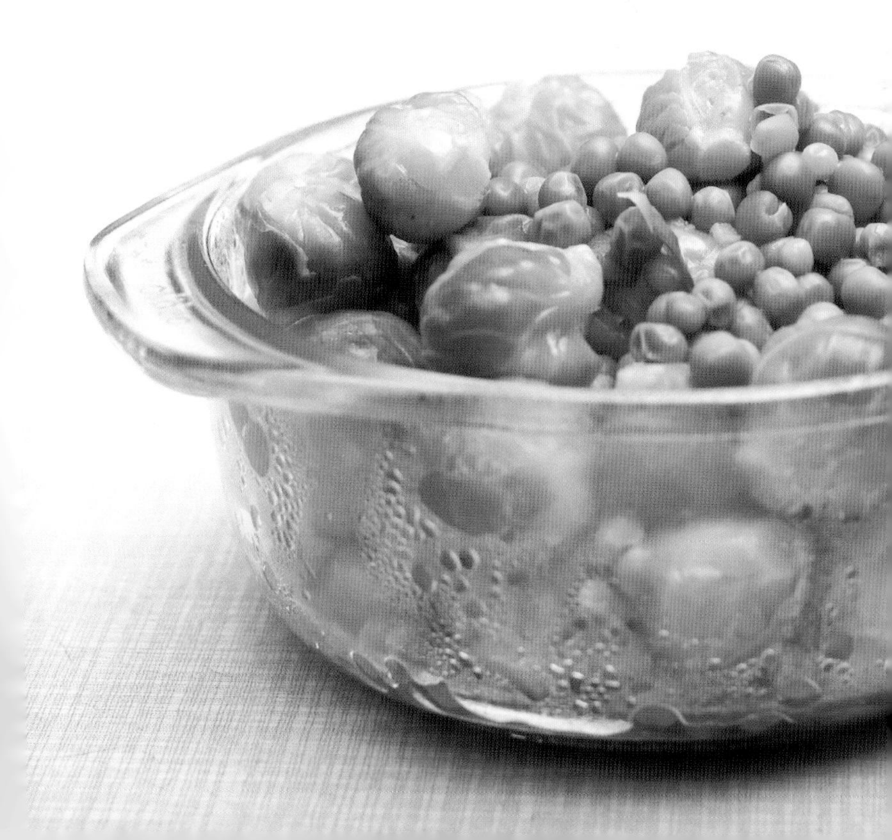

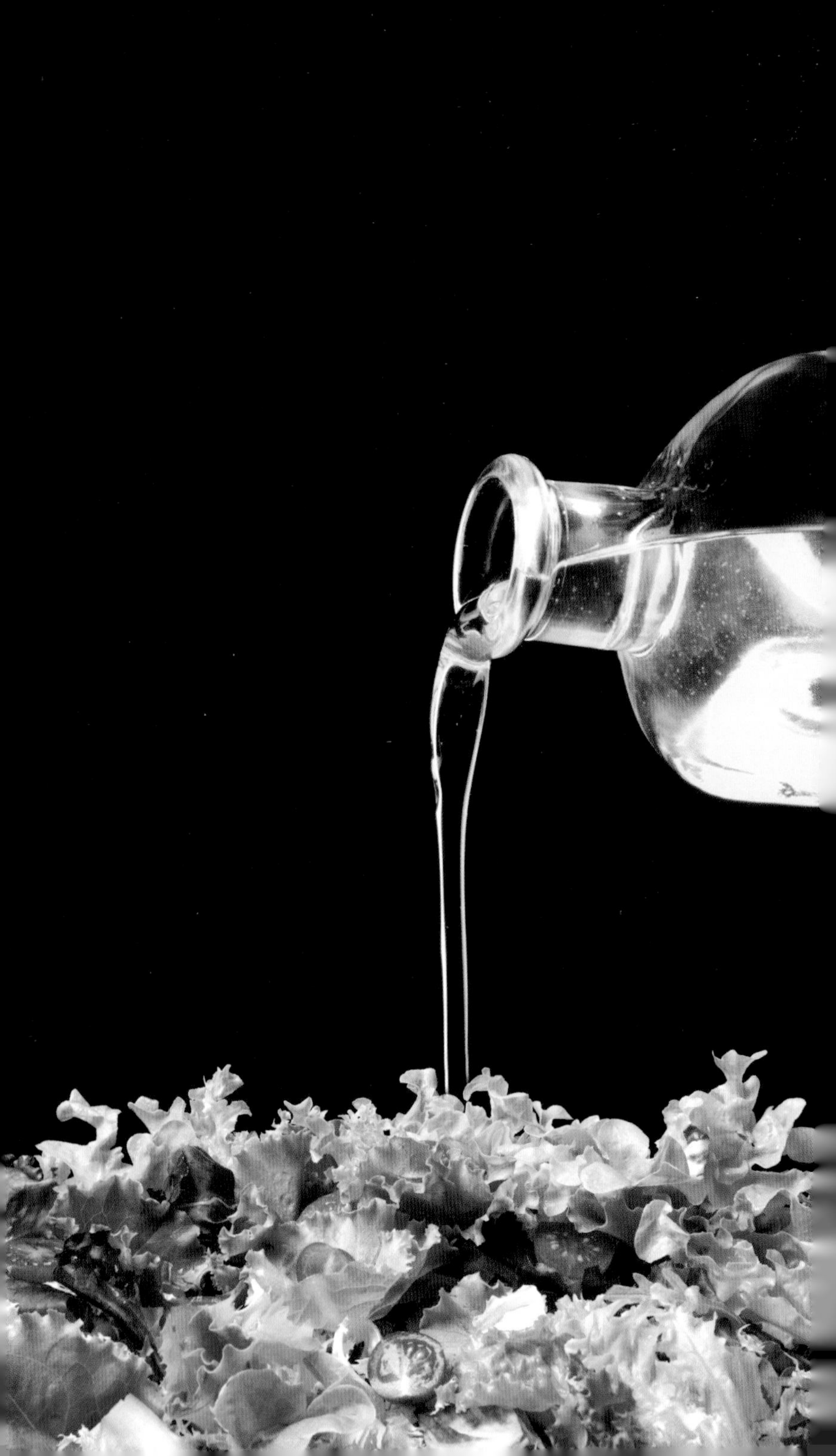

picada, el jamón cocido y los embutidos. Son además muy grasos y altos en ácido úrico. Las proteínas animales más toleradas son el cordero y el cabrito, que aún no han tenido tiempo de acumular toxinas, además del pollo y el pavo de campo.

- Evita el pescado de gran tamaño, ya que suele acumular mucho mercurio, y elimina por completo de la dieta el marisco y los moluscos. Si se comen en alguna ocasión, es recomendable aumentar el consumo de antioxidantes, sobre todo de selenio y ácido alfalipoico, para eliminar el mercurio y ayudar al hígado a limpiar las toxinas. Acompaña los platos de pescado con mucho ajo crudo.
- Reduce la toma diaria de proteínas a un mínimo de entre 20 y 30 g y un máximo de 45 (la necesidad proteica recomendada). El abuso de proteínas, sobre todo de origen animal, aumenta la necesidad de varios nutrientes, especialmente de calcio.
- Evita la leche, con la excepción de yogur, kéfir, requesón, quesos frescos artesanales, y mantequilla y nata en menor cantidad. En estos productos lácteos muchos de los efectos negativos de la leche desaparecen casi por completo. Son una fuente excelente de proteínas de alto valor biológico y fáciles de digerir. La leche de cabra es más afín al hombre y se tolera bien en casos de artritis, al contrario que la de vaca.
- No olvides las leches vegetales, elaboradas en casa a base de frutos secos, cereales, semillas o chufas. También hoy día ya existen preparadas para mayor

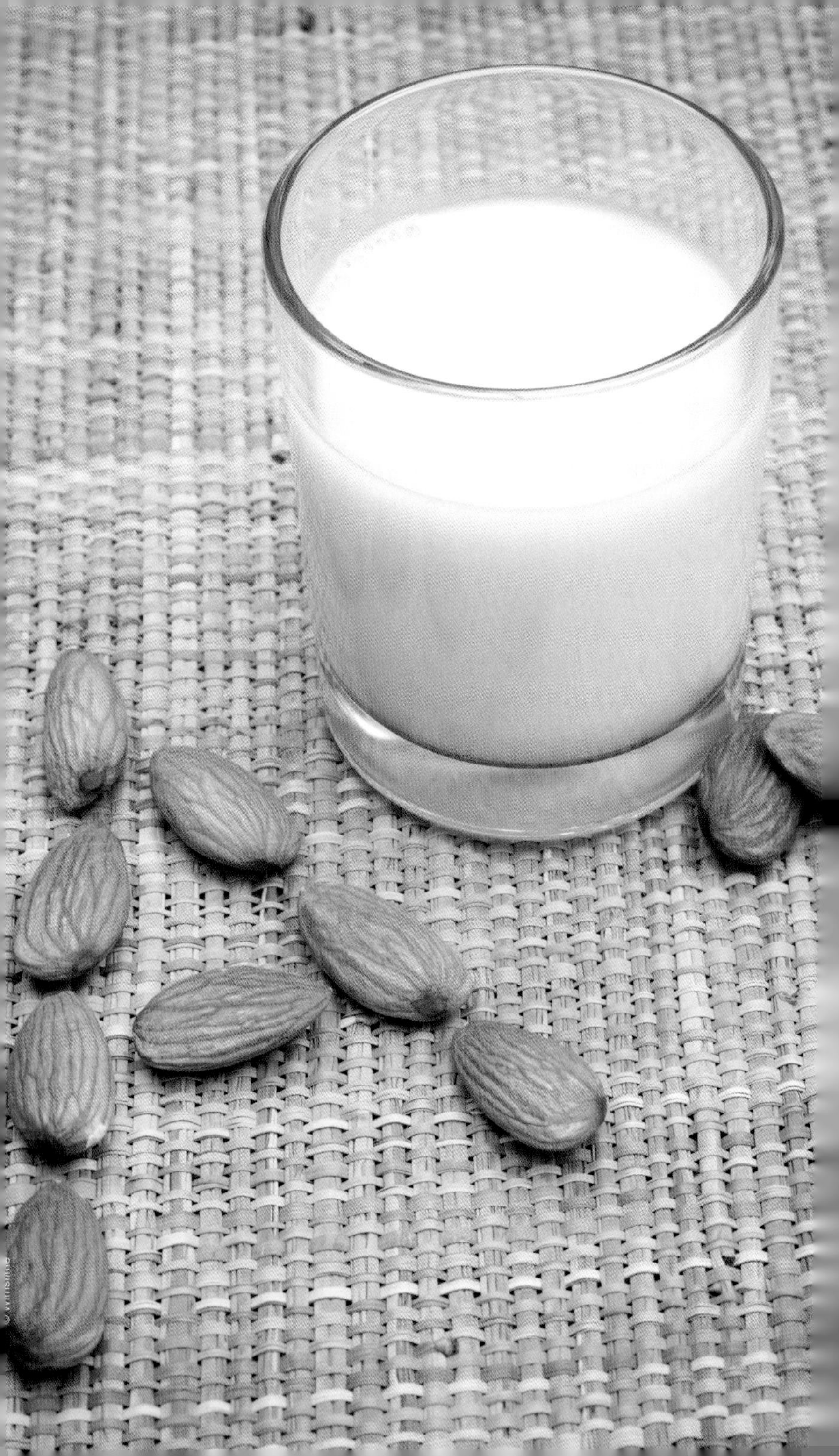

comodidad, por ejemplo la de almendra, soja, sésamo, lino o avena, pero búscalas sin azúcar añadido.

- La lecitina es la mayor fuente de colina de que disponemos, y desempeña un papel importante en la eliminación de medicamentos y sustancias nocivas del hígado. La hipertensión, el endurecimiento de las arterias y la cirrosis hepática pueden desencadenarse como consecuencia de una carencia de colina durante un largo período de tiempo. Cuanto más alcohol, café y azúcar se consume, tanta más colina se necesita.
- Compra huevos biológicos, ya que no contienen arsénico, una sustancia que se utiliza para curar a las gallinas, eliminar parásitos y estimular la producción de huevos. Las gallinas no biológicas reciben dosis masivas de hormonas y piensos sintéticos, no hacen ejercicio, padecen osteoporosis y por ello sus huevos resultan de dudosa calidad.
- El color de la piel de las naranjas, el pomelo y demás cítricos no nos sirve de guía para comprar productos de calidad y en perfecto estado de madurez, a no ser que vengan de un cultivo biológico fiable. Se inyectan tintes en la piel de los cítricos para darles un color y un brillo que los hará parecer atractivos a los consumidores. Esto, junto con la gran variedad de pesticidas, hace que nunca debamos utilizar la piel de estas frutas para preparar mermeladas, dulces o zumos.
- Las patatas son muy ricas con su piel, pero cuando este tubérculo está creciendo, se usan pesticidas muy fuertes para matar diversas plagas que pueden quedar residualmente en la piel por mucho que se limpien

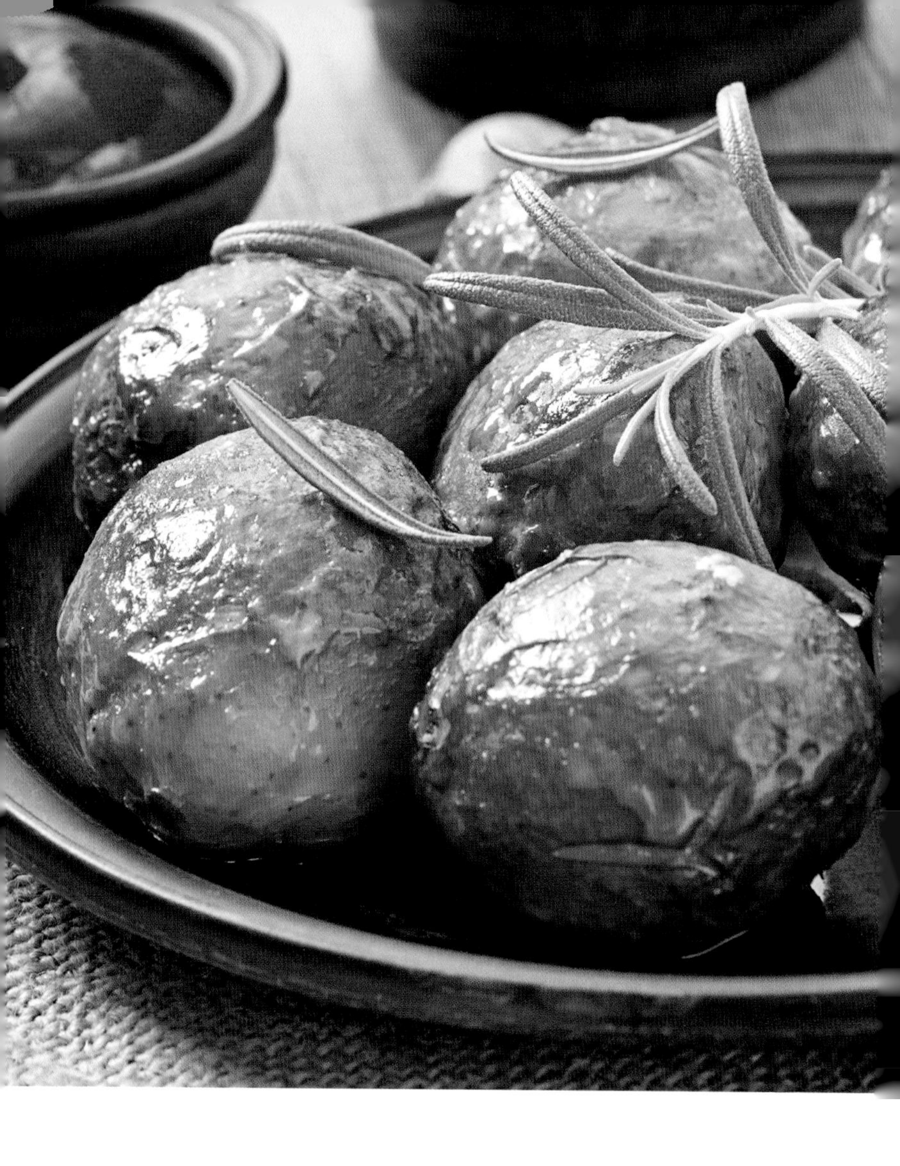

o restrieguen. Mejor comprar patatas biológicas. Si comes fuera de casa, no te olvides de llevar contigo lecitina de soja, antioxidantes, silimarina, enzimas digestivas y té verde, ¡todo ello para tu máxima protección! Y acuérdate de combinar bien los alimentos. Una buena ensalada y pasta o arroz, o pescado o carne; verduras, si están incluidas en la carta, por ejemplo alcachofas o pimientos, y un yogur de postre si no hay manzanas o piña fresca; y finalmente una infusión de menta, té verde o manzanilla ayudará a asentar la comida, pero ¡no con agua de grifo! El té verde NO estimula ni sube la tensión tanto como el negro. Se puede beber incluso de noche. Es conveniente tomar una o dos cucharadas de salvado de lino antes de una comida de carne o pescado, ya que estos estriñen y su digestión es muy pesada.

- Evita comprar vegetales y frutas en bandejitas o envasados. No solamente han perdido sus nutrientes sino que además están tratados con aditivos químicos para evitar que pierdan su color o se descompongan. Come únicamente lo que ofrece la estación del año. Una naranja en verano no contiene apenas vitamina C.
- Cocina los vegetales al vapor cuando sea posible, y para sopas y estofados utiliza únicamente agua de botella o destilada, no del grifo. El cloro y el plomo destruyen los nutrientes. Los venenos del agua también serán absorbidos por los purés, el arroz, las legumbres secas, etc., de larga cocción y se concentrarán más, ya que con el vapor el agua destilada se evaporará.
- Los refrescos gaseosos desmineralizan los huesos, provocando osteoporosis y varias enfermedades debidas a la acidificación del organismo. El ingrediente culpable es el ácido fosfórico (E338), un verdadero ladrón de calcio. En estas bebidas se encuentran además otros ingredientes dañinos, sin hablar del azúcar blanco refinado o los colorantes, aromatizantes y

edulcorantes sintéticos. Algunos de los aditivos que incluyen son derivados del alquitrán, otro agente cancerígeno. Cuando estas bebidas se toman con la comida, provocan fermentaciones y putrefacciones anormales que interfieren en la correcta asimilación de los nutrientes. Los que se comercializan como *light* contienen edulcorantes potencialmente cancerígenos. El aspartamo es el peor de ellos. Su consumo está relacionado con las enfermedades autoinmunes, como la esclerosis múltiple, el lupus, la artritis reumatoide, etc.

- Acostúmbrate a leer las etiquetas de todo, fórmate un criterio propio y aprende a discriminar.
- La primera lección para comer sano es no dejarse llevar por la publicidad. Si es tu costumbre consumir aquellos alimentos o bebidas que se anuncian más frecuentemente en la televisión, la radio, revistas, etc., debes considerar que gran parte del dinero que pagas por ellos va destinado únicamente a los anuncios y no a la calidad del producto. La mejor publicidad es una información clara y honesta en las etiquetas y anuncios, que tenga por finalidad informar al consumidor y no condicionarlo en sus hábitos.

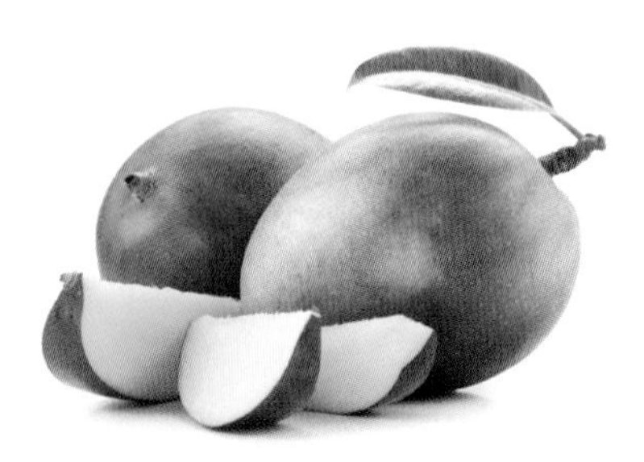

APÉNDICE

La autora y la editorial agradecemos a Pascual Laza, de *Natural Chef*, su colaboración desinteresada.

La finalidad de *Natural Chef* es difundir una filosofía culinaria natural, basada en el empleo de productos no animales, integrales, de cultivo ecológico y sostenibles con el medio ambiente, una cocina consciente, desde la elección de las materias primas hasta el momento de comer, pasando por la intención mientras se cocina.

Las fotografías de las páginas que siguen han sido una gentileza de Pascual Laza y *Natural Chef*.

Para más información, podéis visitar su página web:

www.cocina-sana.com

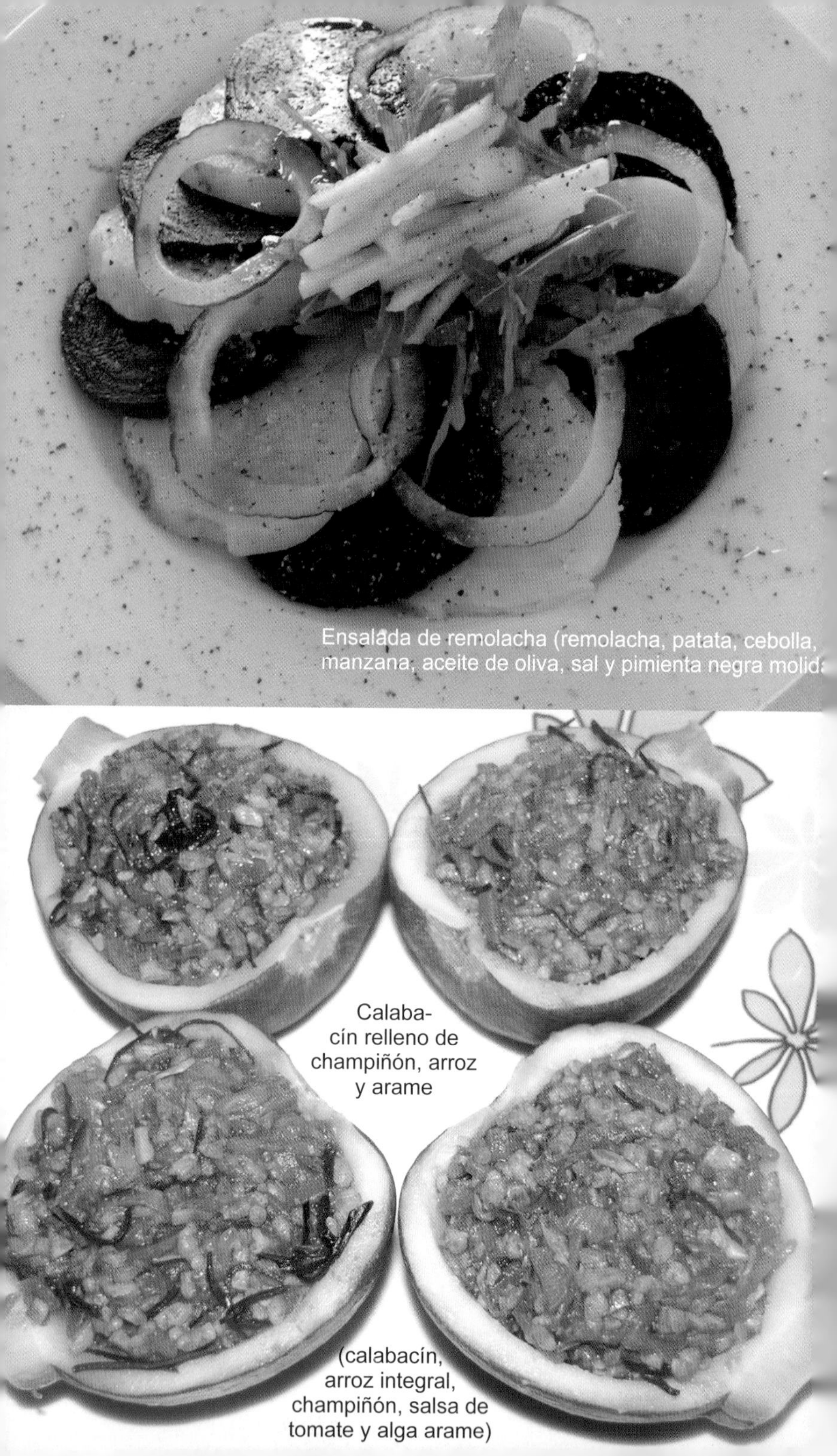

Ensalada de remolacha (remolacha, patata, cebolla, manzana, aceite de oliva, sal y pimienta negra molid

Calabacín relleno de champiñón, arroz y arame

(calabacín, arroz integral, champiñón, salsa de tomate y alga arame)

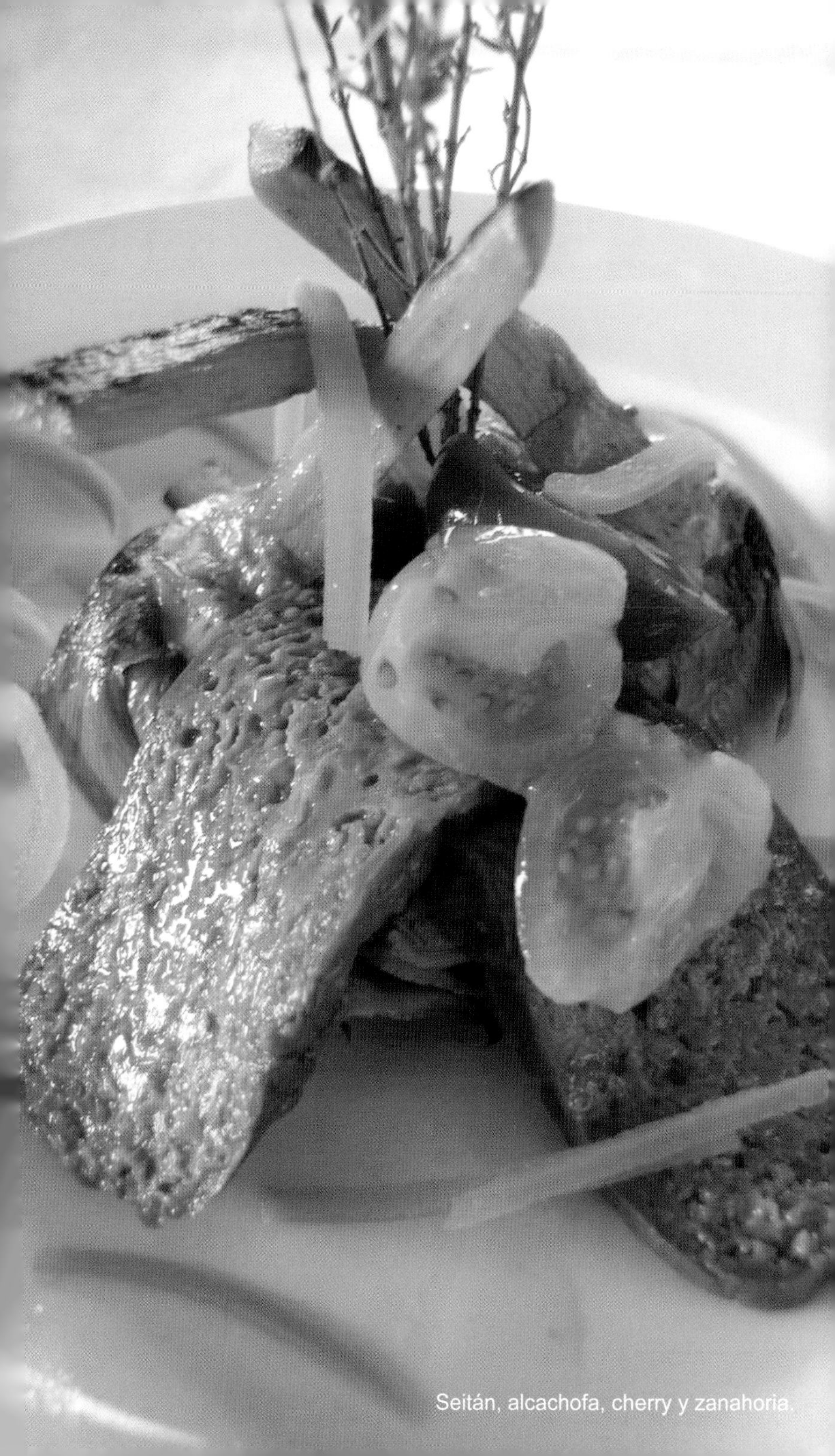

Seitán, alcachofa, cherry y zanahoria.

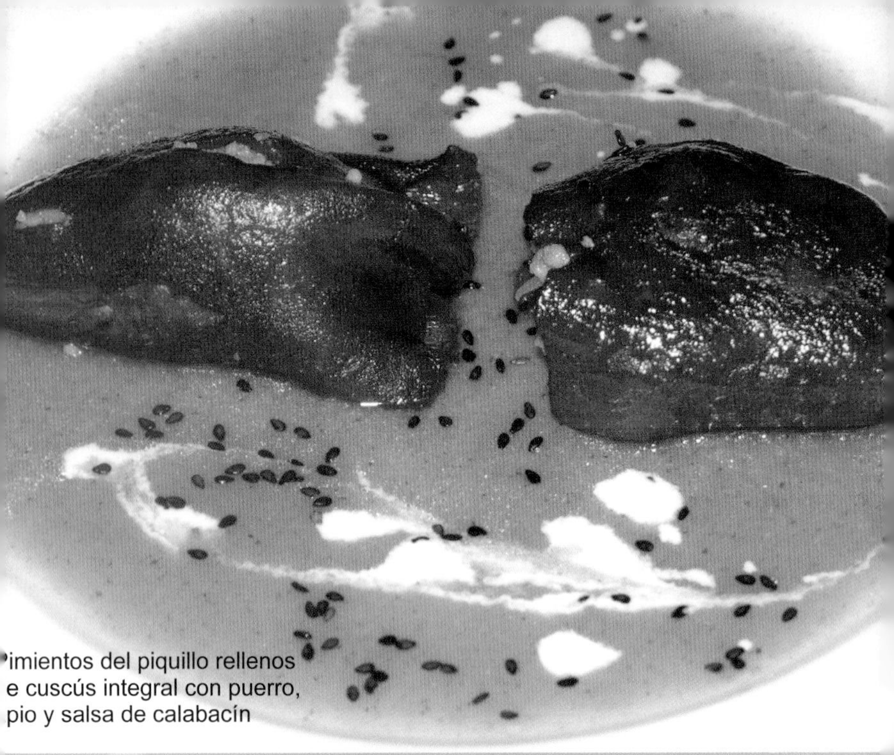

imientos del piquillo rellenos
e cuscús integral con puerro,
pio y salsa de calabacín

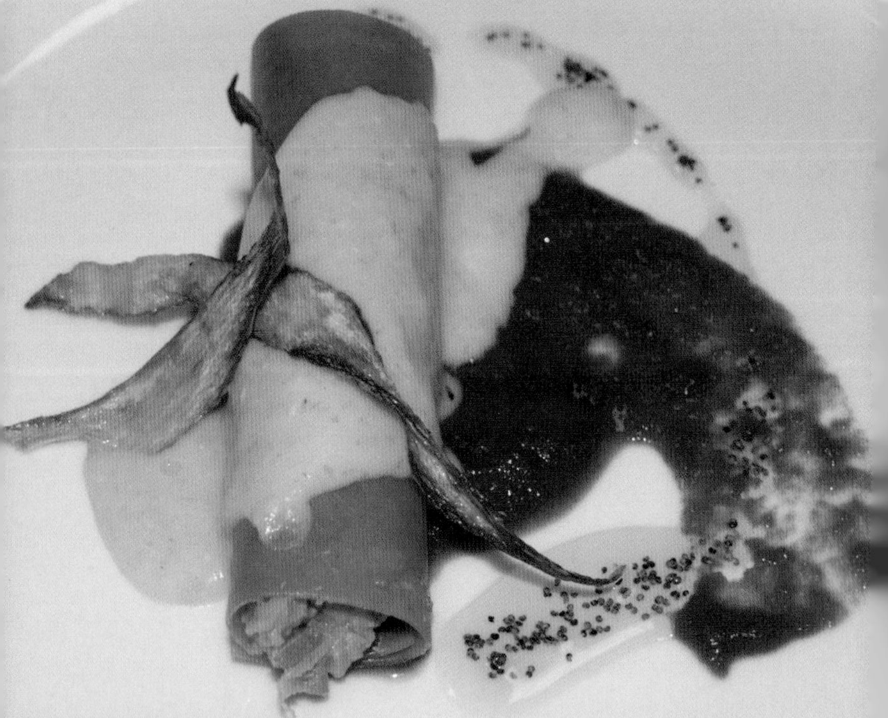

anelón de soja texturizada (pasta, soja, texturizada,
ebolla, salsa de tomate y bechamel de leche de avena)

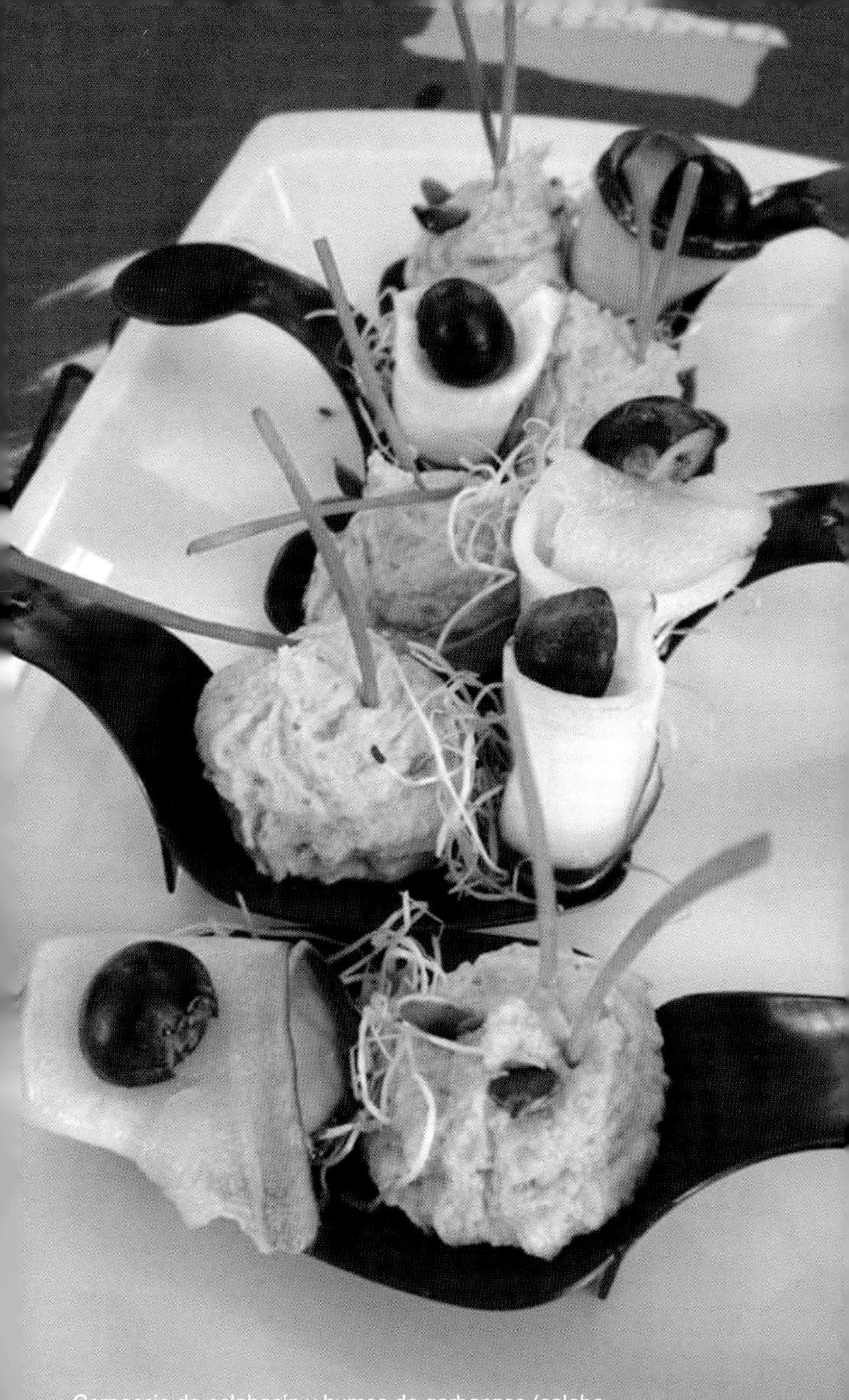

Carpaccio de calabacín y humos de garbanzos (calabacín, humus de garbanzo, cebollino y aceituna negra)

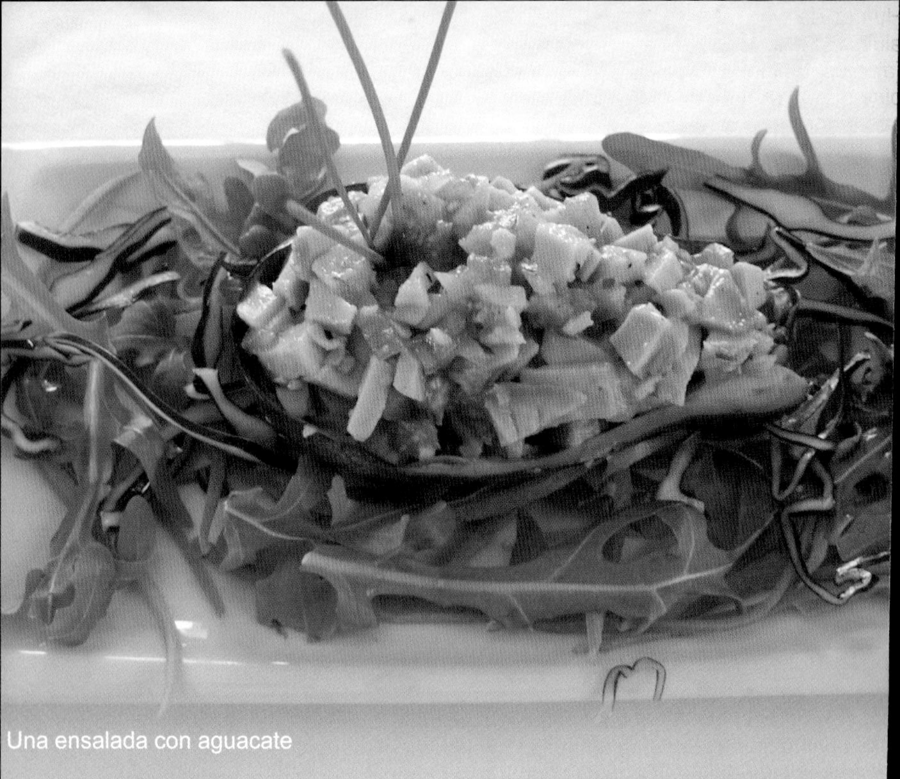
Una ensalada con aguacate

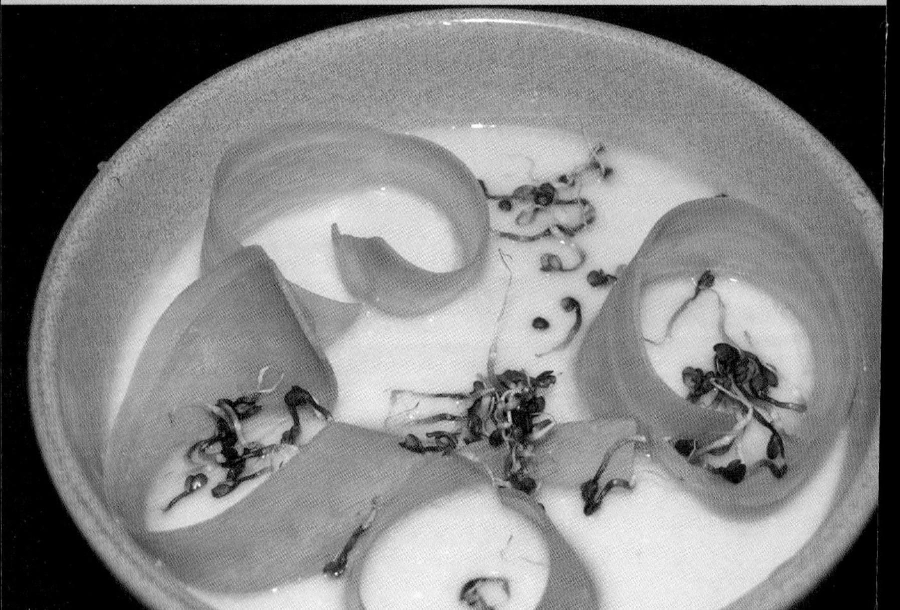
Crema de coliflor (colifor, cebolla, zanahoria y germinados de repollo)

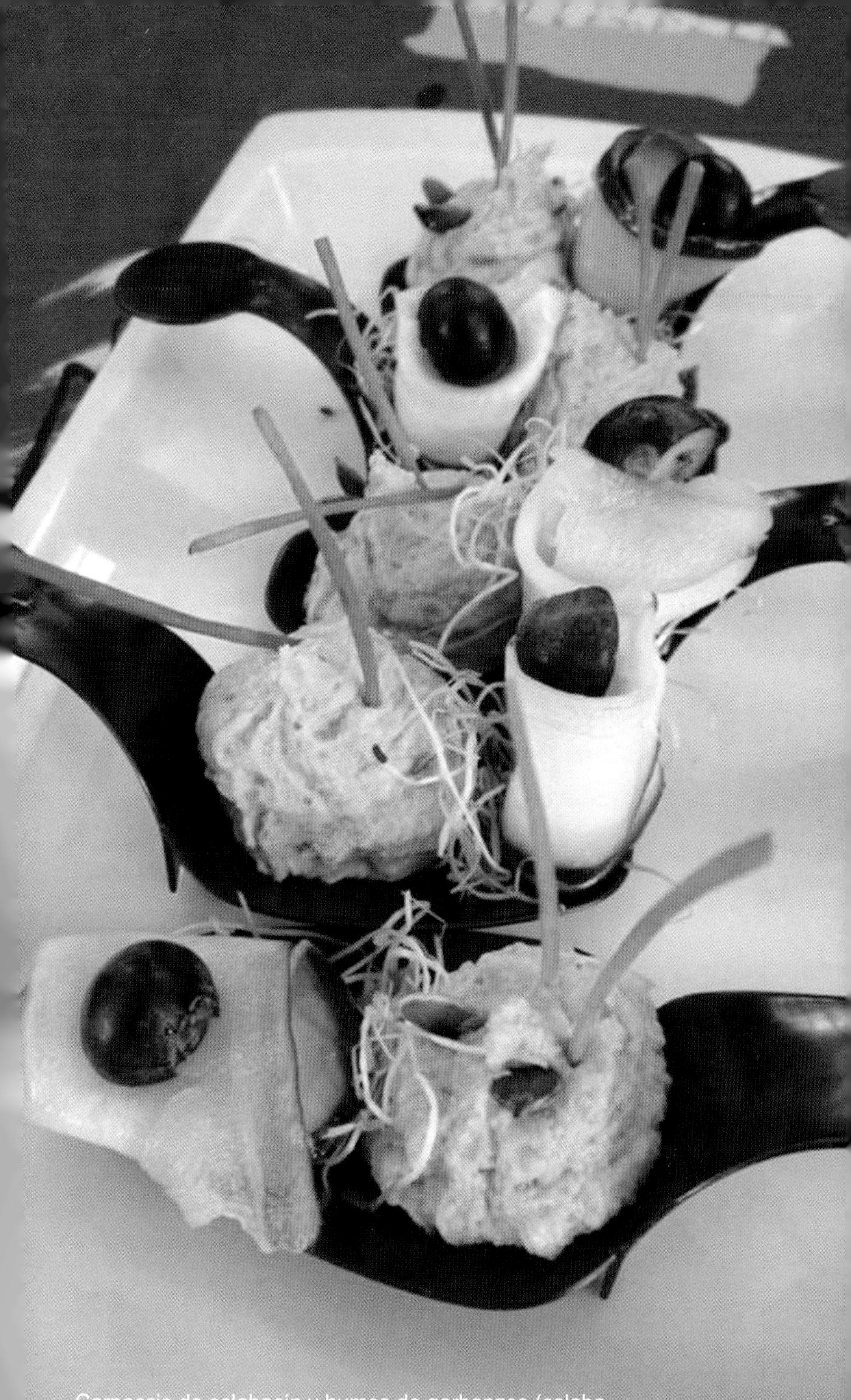

Carpaccio de calabacín y humos de garbanzos (calabacín, humus de garbanzo, cebollino y aceituna negra)

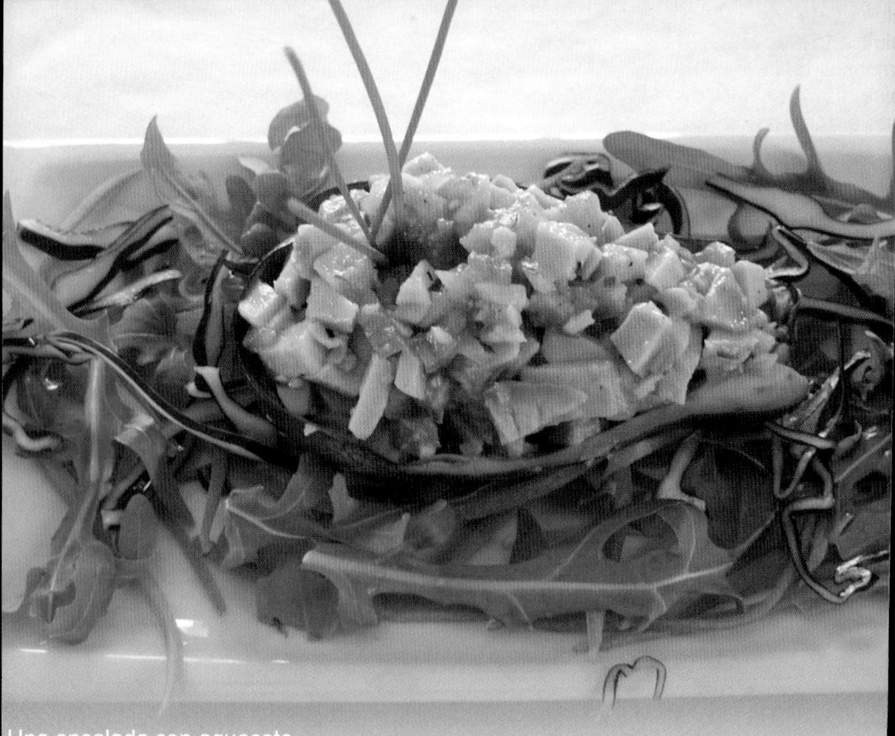

Una ensalada con aguacate

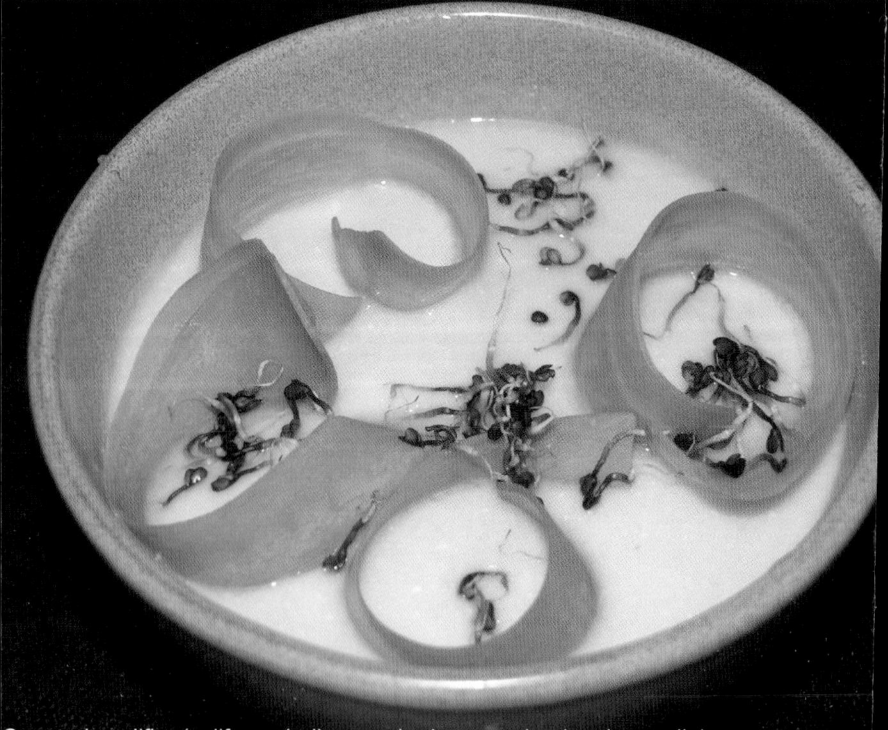

Crema de coliflor (colifor, cebolla, zanahoria y germinados de repollo)

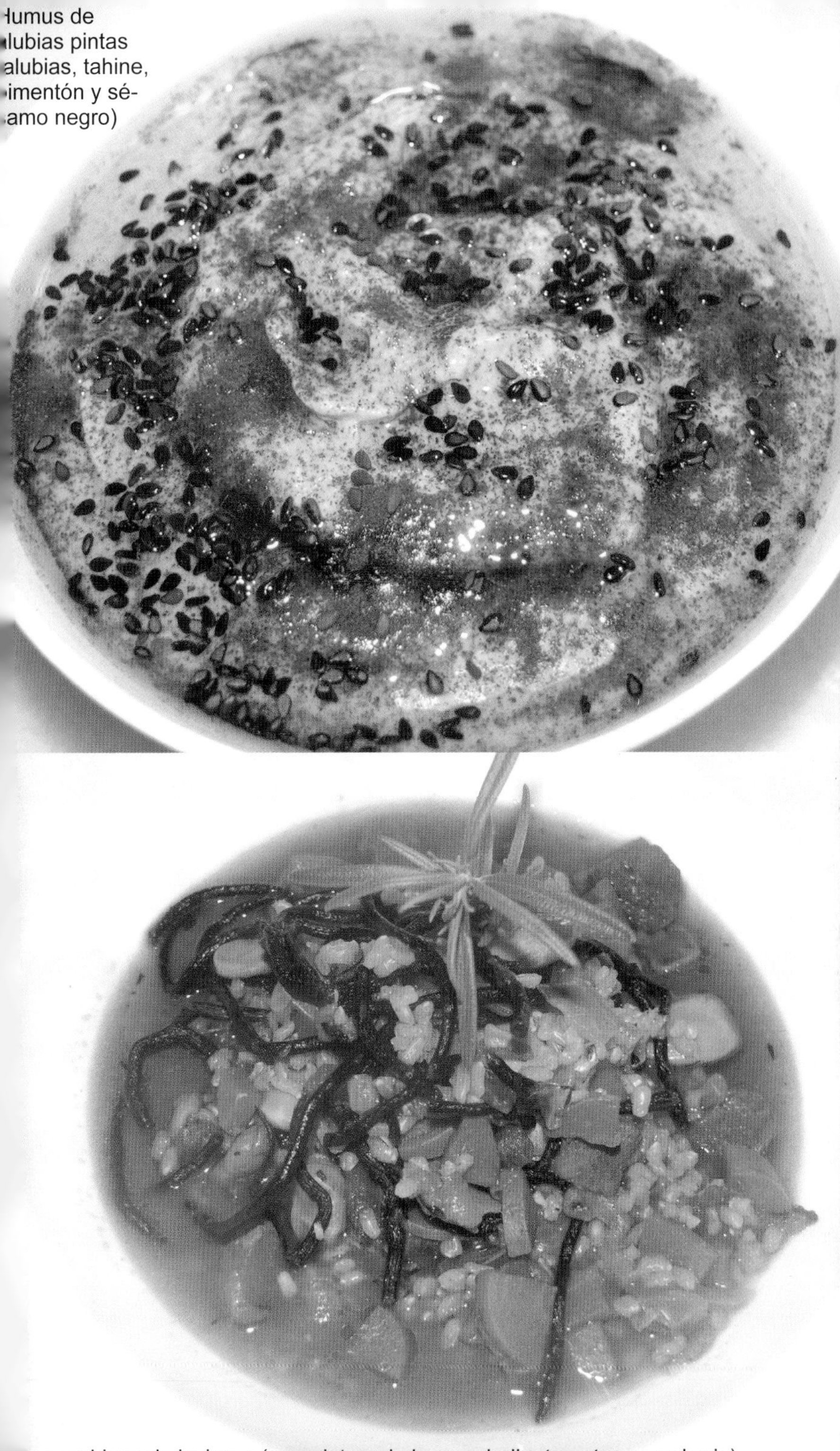

Humus de alubias pintas (alubias, tahine, pimentón y sésamo negro)

Arroz caldoso de invierno (arroz integral algas, cebolla, tomate y zanahoria)

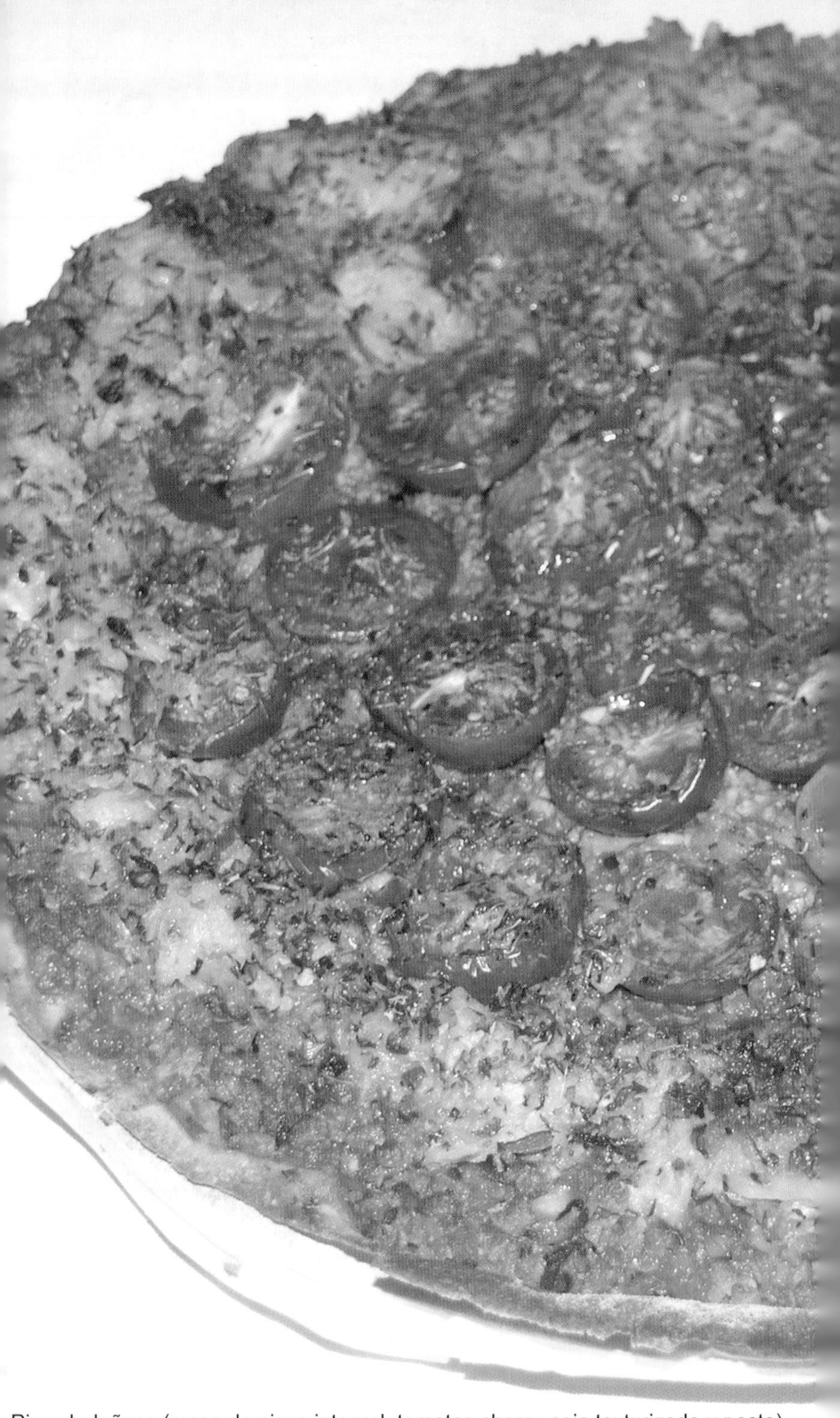

Pizza boloñesa (masa de pizza integral, tomates cherry, soja texturizada y pesto)

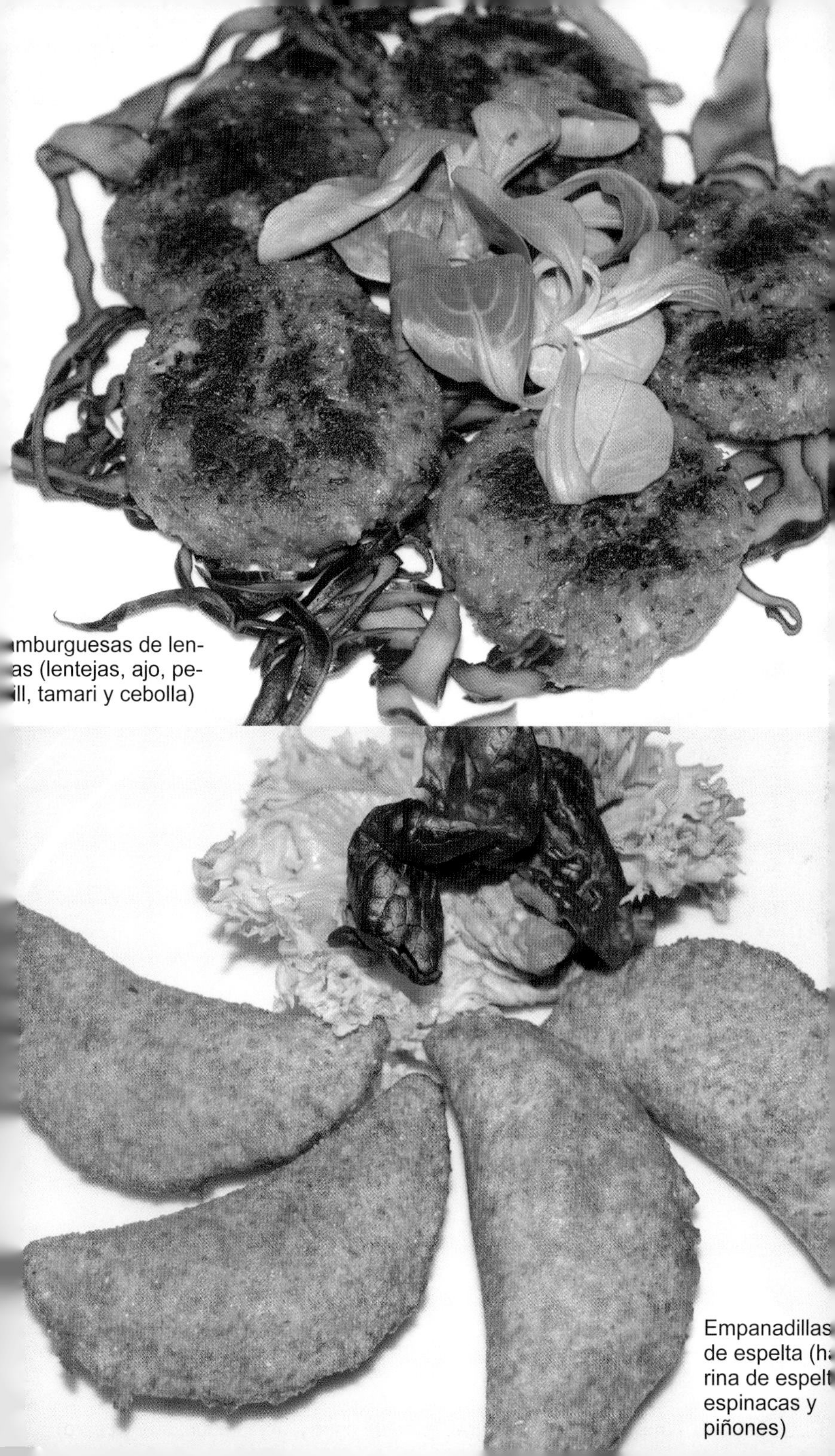

ımburguesas de len-
ıas (lentejas, ajo, pe-
ıll, tamari y cebolla)

Empanadillas
de espelta (ha-
rina de espelt
espinacas y
piñones)

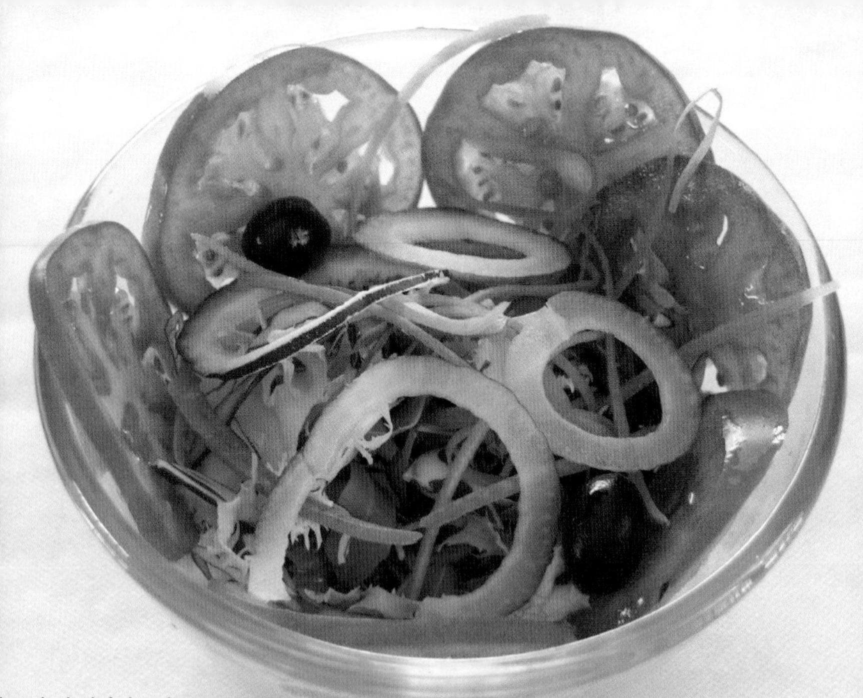

Ensalada básica (tomate, lechuga, cebolla, aceitunas negras, zanahoria, aceite y sal)

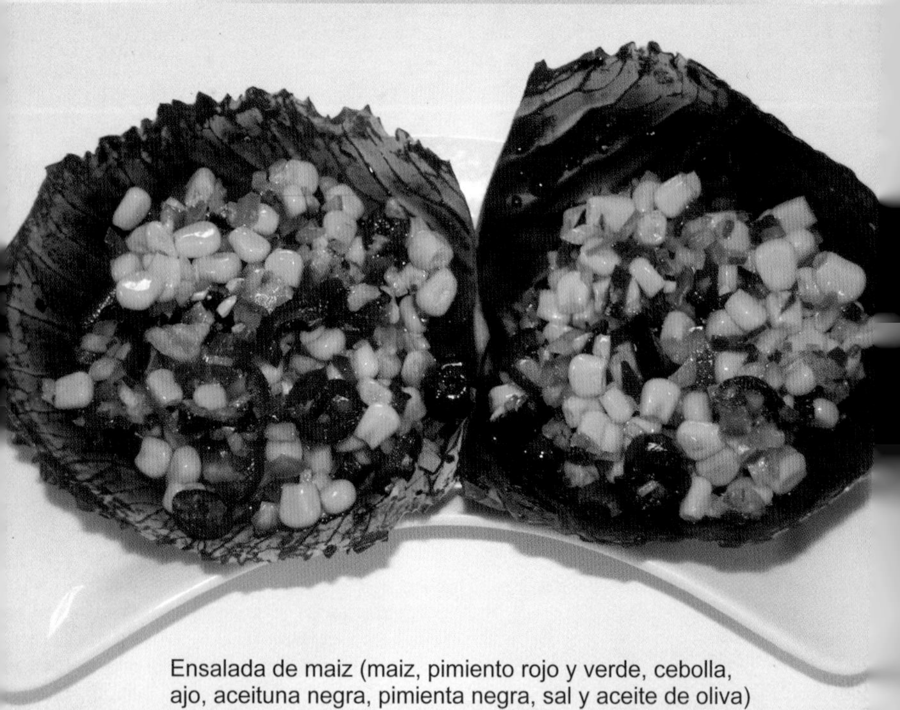

Ensalada de maiz (maiz, pimiento rojo y verde, cebolla, ajo, aceituna negra, pimienta negra, sal y aceite de oliva)

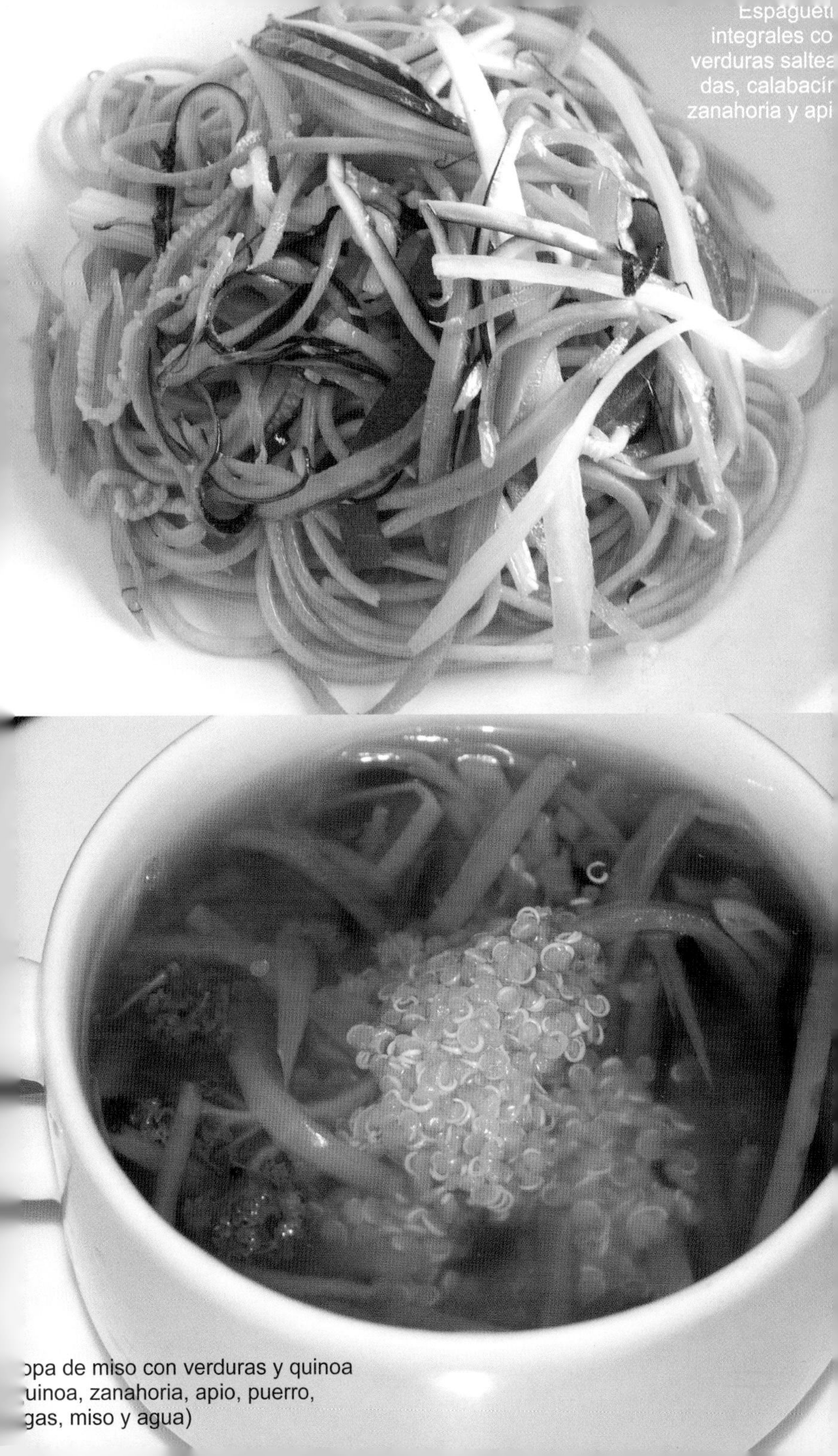

Espaguet
integrales co
verduras saltea
das, calabací
zanahoria y api

pa de miso con verduras y quinoa
uinoa, zanahoria, apio, puerro,
gas, miso y agua)

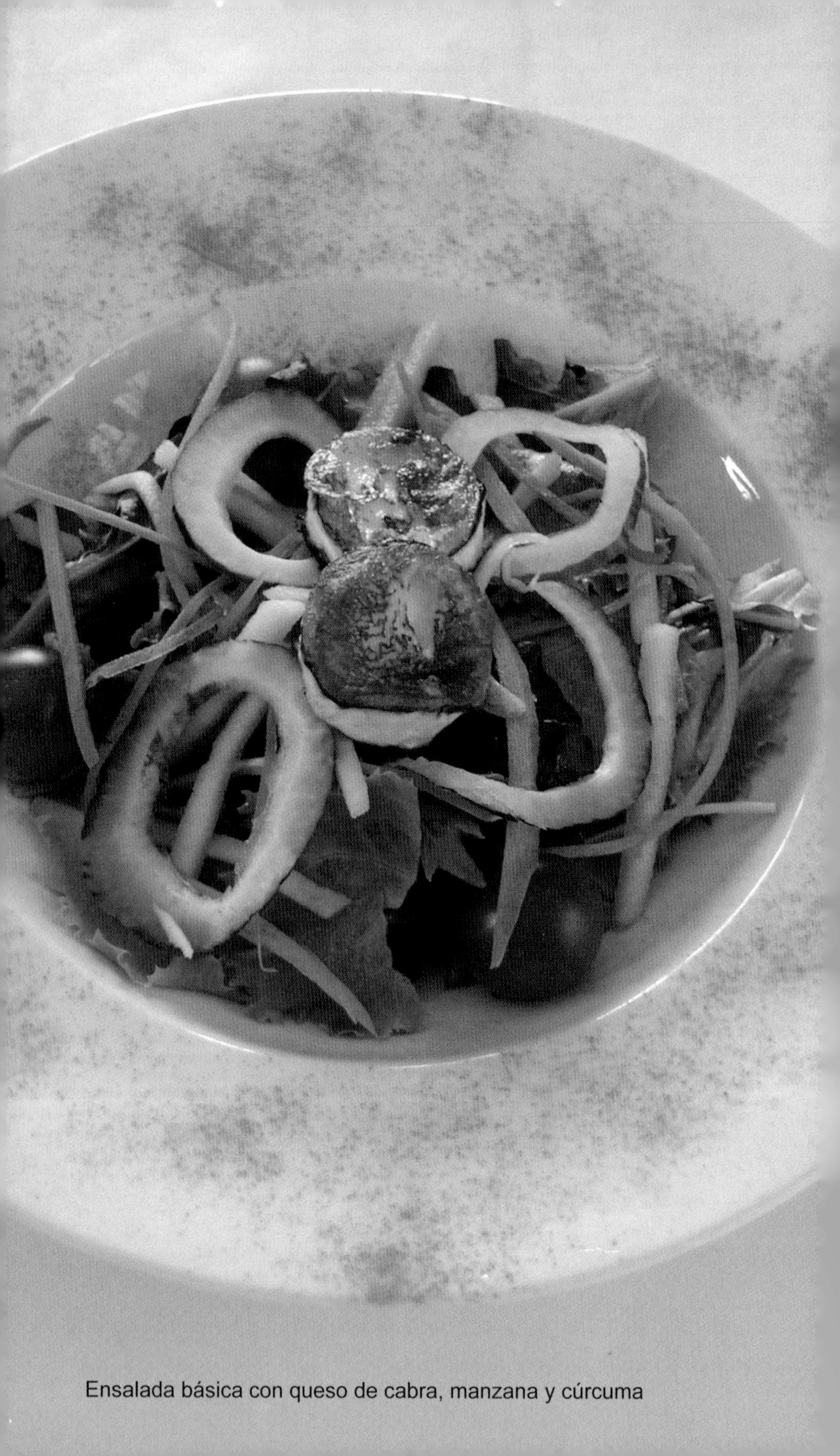

Ensalada básica con queso de cabra, manzana y cúrcuma

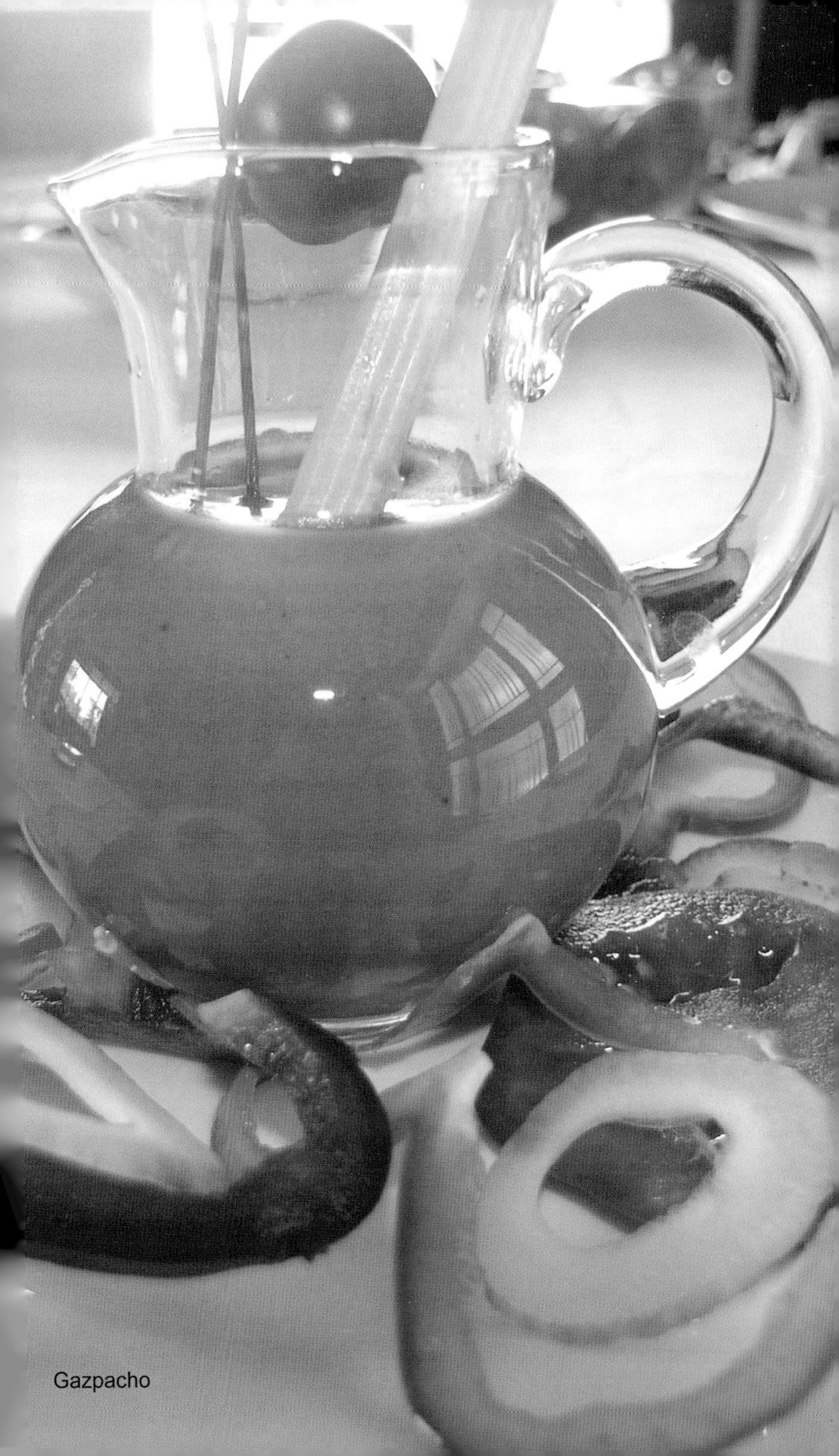

Gazpacho

ÍNDICE

Prólogo 9
Introducción 11
Menús conscientes 13
  Desayunos 13
  Tentempiés para media mañana o media tarde 18
  Menús para mediodía 20
  Cena (verduras y proteína) 41
  Menús para una semana completa 47
  La importancia de una correcta digestión de los alimentos 52
  Algunas recetas creativas 63
  Recetas de col fermentada de Marc Ams 72
  Alimentos crudos 77
  Ideas para los «invitados inesperados» 80
  Control de Peso 93
  ¿Menús para celíacos? 94
Consejos sobre alimentación 101
Apéndice 111